知乎

有问题 就会有答案

正在抢救中

李鸿政　著

 贵州科技出版社

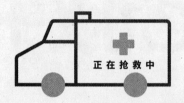

前　言

　　本书是一本医学科普书，但又跟其他的医学科普书不太一样，是通过故事的形式介绍医学知识，而且每一个故事都是以第一人称写的，能让读者更加投入、阅读感更好。

　　熟悉我的读者肯定都知道我的写作风格，我写的每一篇科普文章都是有趣又曲折的。为何曲折呢？其实是患者的诊断过程比较曲折：第一次诊断错误了，推翻重来，第二次诊断可能还是错误的，又推倒重来，直到第三次甚至第四次诊断才水落石出，找到真正的病因，然后给予相应的治疗，才最终解决患者的问题。

　　这样的病例呈现方式可以让读者豁然开朗：哦，原来医生看病诊断这么复杂啊，终于能够理解为什么去医院看病时医生要求做各项检查了，真的是不做检查不行啊，疾病种类太多了，很多疾病又很像，如果不借助必要的辅助检查，随时可能误诊。

　　有的读者看完告诉我非常过瘾，感觉医生看病就像侦探破案一样，得具有敏锐的观察力、丰富的基础理论知识、过人的逻辑分析能力，才能根据疾病的蛛丝马迹推断出"幕后真凶"。这个过程惊心动魄，就好像坐过山车一样，高潮一浪接一浪，无比刺激啊！

　　但有的读者看完跟我说心里发怵，觉得医生也太不靠谱了，总是出错，就不能干脆一点，一次性解决问题吗？

　　大家别急，且听我慢慢解释。

　　首先必须得声明，本书介绍的病例都是比较少见而经典的，它们不代表疾病的全貌。事实上，日常生活中绝大多数病例都是比较简单的，比如患者咳嗽、咳痰，一查发现是肺炎，用抗生素病情缓解后就可以出院回家了，皆大欢喜。又如，患者突发胸痛、呼吸困难，一查是急性心肌梗死，放了支架或者溶栓后病情缓解，住几天院后就出院回家了，皆大欢喜。

　　面对大多数疾病，医生根据患者的病史、症状描述、普通的辅助检查就能做出正确判断，然后给予治疗，也不容易误诊。但在少数情况下，患者病情是复杂的，诊断是困难的，治疗也是曲折的，而本书记录的就多是这样的情况，目的是让大家了解医学的复杂性。

　　我在介绍一个复杂病例的过程中会牵扯到很多简单的问题，大家跟着我的文字一起往前走，一步一步解开疾病谜团，我相信这个过程对普通读者来说是一次不错的医学知识学习体验，而对年轻的医生来说也是一个不错的诊断思维锻炼过程。

　　这便是我写本书的最大目的。

　　本书既可以当作医学科普书籍来读，也可以当作短篇悬疑故事来看。书里的病例故事基本上都是真实发生过的，并不是我脑洞大开创作出来的，所以它们应该更有警示意义。

　　另外，作为一名医生，我始终认为医生和患者是同一条战壕里的战友，医患之间必须有真诚的交流互动，才能更好地对抗疾病，疾病才是我们的敌人。我写了这么多医学科普文章，其中一个目的就是促进医患沟通，增强医患合作关系，只有这样才能更好地守护我们的健康。

　　读者朋友们，当我们遇到疾病困扰时，交给医生处理是合乎逻辑的，但我希望大家都能多学习一些医学基础知识，这样当疾病来临时就能不那么慌张，跟医生交流时也能更加高效，要做一些重大的医疗决策时也能更加安心。

　　感谢您阅读本书，希望本书能给您带来帮助。

作　者

2022 年 5 月

目录
CONTENTS

第二章

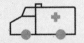

第三章

4

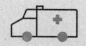

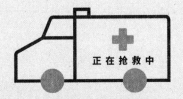

正在抢救中

第 一 章

ICU 外的抉择

如何调整情绪来面对生死，是患者和家属绕不开的一
堂课。

1

在本书第一章里，我想说一个特殊病例——我的亲婶婶。

婶婶身体一向都很好，家里人怎么都没想到，因为普通的感冒
发热，她就突然进了 ICU（重症监护室），生命垂危。

当时的情况是，我还在上班，突然接到了老家叔叔的电话，说
婶婶病重，在 ICU，被下了病危通知，想转来我们医院，问问我的
意见。

我记得婶婶一向身体不错，前段时间回家我刚去看过她，还好
好的，怎么突然就病危了？

电话里叔叔简单说了下：十几天前婶婶觉得不舒服，头晕、乏
力，刚开始家里人都以为就是个感冒，就到县医院看了下，开了点

药吃。吃了药一直不见好，后来严重到要住院。

住院期间，婶婶老说累，换了几轮药都不管用。

怕病情被耽误，家里人连夜把婶婶转到市医院。

没想到这一到市医院急诊科，婶婶就不行了，呼吸困难，喘不上气，医生说是心力衰竭，送进了 ICU，已经待了 5 天。

医生还说，病情重，家里人要有心理准备。换句话说，婶婶可能快不行了。

情况紧急，我在电话里当即说，要不先转来我这里，我也是在 ICU 的，放在我们科室，我们努力看看有没有效果。

其实这么说，我心里也没底，因为那时我还不知道婶婶到底是什么状况。

叔叔听我说让转省会的大医院，很激动，觉得又有希望了。

不过他也有顾虑，市医院的医生强调婶婶病情很重，血压很低，转运风险很大，所以他很犹豫。

重症患者转院确实风险极高，稳妥起见，当天我就开车赶回了老家市医院，无论如何，先亲眼看看婶婶的情况。

好在到了医院一看，婶婶的情况比我想象中要乐观许多。

呼吸系统、循环系统还算稳定，转院到我们医院需要 5 小时左右，应该没问题。

值班医生跟我说，婶婶情况比较严重，目前考虑是心力衰竭，脑钠肽指标高得离谱，他们测了几次都是高到测不出。

这也是为什么医生会说婶婶是心力衰竭，脑钠肽水平高就是诊断心力衰竭的一个关键指标。

但有个奇怪的现象，市医院给婶婶做了床边心脏彩超，却没有看到心脏结构和运动有明显的障碍。

在 ICU 住了 5 天，婶婶病情有过缓解，尝试脱了呼吸机，拔掉导管，但是拔管后又出现明显的呼吸困难，所以昨天又重新插上导管接回呼吸机了。

总的来说，病因不明，这是最让人头疼的。

了解情况后，我告诉叔叔和堂弟，婶婶的情况的确严重，但搭救护车转运到我们医院应该是没问题的。

叔叔和堂弟就一个意思：只要能救，万分之一的机会也不会放过。

那就好。

我帮他们联系了外面的救护车，算好了价钱，约定好明早就走。

这里跟大家多唠叨几句重症患者长途转运的注意事项：决定转运前，需要跟医生沟通，在医生充分评估病情，判断可以转运后再转运，一定不能勉强，否则容易在路上出事。另外，通常情况下，都需要患者家属自己来联系付费救护车。救护车上会有医生、护士，也会有呼吸机，常见的抢救装置也有，所以价格比较高，要提前准备好费用。

2

转院途中也是惊险重重。

出车的医生跟我说，患者镇静药用完了，人有点醒，但意识还不清楚，手脚动作很多，把左手的留置针都蹭出来了，流了一摊血。

场面一度有些混乱。好在患者还有深静脉穿刺管，还能继续用药。

他们临时加推了一支安定（镇静药），才把她压下去，可是一推镇静药，血压就垮了。

他们又赶紧把去甲肾上腺素（升压药）的剂量往上调，这才勉强稳住局面，最后把患者安稳地送到我面前。

患者上着呼吸机，一般都需要镇痛镇静治疗，一方面可以减少氧气消耗，另一方面能够减轻患者的痛苦。

但镇静药也有弊端，其中之一就是会导致血管舒张，引发低血压。

为了对抗低血压，医生又不得不上升压药。

这个微妙的平衡，不是那么好把握的。

当天傍晚，婶婶就到了我院 ICU。

安置好婶婶后，我出去跟叔叔、堂弟沟通病情。

婶婶目前生命体征还能维持，但病因未明，得仔细查查。

他们跟我说，2 年前婶婶查出肺癌，但那是肺癌早期，做手术切掉了，恢复得也很好，一直复查都没有提示复发。

市医院担心可能是肺癌复发了，有转移到心脏的可能。

我说，到底是不是肺癌复发或者转移，现在还不好说，甚至是不是心脏的问题，其实也不好说。

另外，我也跟叔叔和堂弟提了一下，现在除了病情复杂不明，摆在他们面前的还有一个大问题：费用。

我们这里 ICU 的收费标准，如果没有特殊情况，一天的花费起码是 1 万元。按照医疗保险（简称"医保"）来报销，大概能报销 4 成。也就是说，自己需要每天掏接近 6000 元的费用，婶婶要在 ICU 待多久也不确定，家属要有心理准备。

堂弟听完直接就跟我说，不考虑钱的问题，最关键是治好病。

接诊了婶婶，我的压力特别大，尤其是面对现在病因未明的情况。

在 ICU 里抢救患者，无疑是跟死神赛跑，我和同事们都承诺会尽最大努力挽救患者的生命。

如何调整情绪来面对生死，是患者和家属绕不开的一堂课。

叔叔表示做了最坏打算，说如果真的救治无望，到时候希望能接回家，在家里过世。

我答应他们，如果真到了那一天，我会尽可能提前做好安排。

3

第二天一早，我跟主任汇报了情况。

主任沉思了一会儿才说，暂时没有更大的发现，先观察着，然后召集大家一起讨论：患者为什么会突发呼吸困难住进 ICU 呢？这是第一个要解决的问题，也是最根本的难题。

我们分析了很多可能性，包括重症肺炎、急性心肌梗死、重症心肌炎、急性肺栓塞等，结果都被否定了，也请了心内科、呼吸内科医生会诊，都没有明确结论。

住院第四天的时候，我发现婶婶的四肢肌力极其低下，问了堂弟后他跟我说，婶婶发病后那几天，腿脚无力，站不稳。

这给了我极大的提示——莫非是神经肌肉方面的疾病引起的四肢和呼吸肌无力？比如吉兰－巴雷综合征、重症肌无力等。

于是当天就安排婶婶做了肌电图，果然，她的四肢肌肉神经都有损伤。

我们赶紧请神经内科医生会诊，医生认为不排除吉兰－巴雷综合征的可能，建议进一步做腰椎穿刺，拿脑脊液化验，如果真的是吉兰－巴雷综合征，脑脊液会有蛋白细胞分离现象。

我又马不停蹄给婶婶安排了腰椎穿刺检查，但结果并非我们所想的那样。

正失落的时候，神经内科主任又来了，说脑脊液检查也不是每个患者都会那么典型的，还要综合分析，建议抽一管血和一管脑脊液送到外面机构做相关抗体检查，如果是阳性，那就确定了。

这个检查比较贵，而且都是自费的。我说钱不是问题，只要是有帮助的检查就做。

叔叔当然同意检查，我们下午就留了标本送检。

第二天结果出来了：抗神经节苷脂抗体阳性，而且血清和脑脊液都是阳性！

果然不出所料，就是吉兰－巴雷综合征！

吉兰－巴雷综合征是一种由免疫介导的急性多发性周围神经病。说得通俗一点，就是体内的免疫系统紊乱了，攻击了自己的外周神经，而神经是支配肌肉的，这就会导致四肢无力甚至呼吸肌麻痹。

本病起病初期会有 1 ~ 3 周的呼吸道或者胃肠道症状，比如发热、咳嗽、恶心、呕吐等，非常容易误诊。一旦出现肢体力量明显减弱或者感觉异常（比如肢体有烧灼感、麻木、刺痛等），一定要及时就诊。

兜兜转转了这么长时间，这昂贵的检查项目没有辜负我们，病情终于水落石出。

叔叔问我，治这病有没有特效药，只要能治，花再多钱都可以。

遗憾的是，治这病没有特效药。

但这个病可能是自身免疫系统紊乱损伤了神经导致的，大剂量激素和丙种球蛋白冲击应该会有帮助。也就是说，这两种药可以在一定程度上减缓病情进展。

可问题又来了，它们都非常昂贵。

尤其是丙种球蛋白，一支要 700 元，一天得用 8 支，一次要连续用 5 天，得花近 3 万块，经济负担不小。

而且这几天，婶婶的病情几次告急，我甚至一度怀疑是诊断错了，根本不是吉兰－巴雷综合征。

费了九牛二虎之力，做了多次治疗尝试，却收效甚微。

我已经几天没睡好了，压力实在太大了。

而这时候，自婶婶入院已经差不多 1 个月了，所有人都急了。

前面我们也说了费用，ICU 不是一般人能承受的，即便有医保，一天也要花费几千，一个月下来得近 20 万。再加上一些自费项目，还有在市医院、县医院的花费，我估计叔叔一家前后花了有 30 万，这不是个小数目。

还有一个问题。

由于婶婶长时间脱不了呼吸机，我跟主任商量，要给她做气管切开了。

口腔不能总是插着导管，一来难受，二来也不利于脱呼吸机，毕竟导管有 30 cm 长，无效腔很大。

如果做气管切开的话，导管长度只有 10 cm 左右，无效腔少了，脱离呼吸机会容易一些。

叔叔有点担心——切开气管以后还能合拢吗？

我告诉他，能的，只要病情好转了，拔掉导管，慢慢就会愈合。但在愈合之前，她讲不了话。

叔叔还担心有痛苦，我告诉他全程有麻醉药，不会疼痛。

最后他决定，由我全程安排，我觉得应该做就做。

第二天，由我亲自操刀，主任当我的助手，切开了婶婶的气管。

过程还算顺利，由于是经皮切开，算是微创，所以没怎么出血。

4

然而，就在气管切开后不久，堂弟突然找到我。

他支支吾吾的，有点说不出口，但大致意思我懂了：他姐姐（我堂姐）问了其他医院的教授，说这个病估计好不了了，问我要不要回家。

我提醒他，回家等同于放弃了啊，回家是必死无疑的。

堂弟几乎不敢看我的眼睛，我知道，他很纠结。

他说出这句话，我很理解。住院到这时候，钱花了很多，病却没有起色，婶婶还躺在 ICU 床上，依旧脱不了呼吸机。他们着急了。

"如果再住 1 个月、2 个月，能脱呼吸机吗？"他问我，"如果有把握，我就把生意转手给其他人，换钱过来。"

我长叹了一口气，坦诚地告诉他，真的没有把握，这个病一般人都会好起来的，就是不知道要熬多长时间。

我们没有这方面的经验，来会诊的教授也是说可长可短，边治疗边观察。

显然，堂弟不太满意我这个回答。

我知道，他需要我给他一个明确的答复，如果有得治、能好，那么他可以再花几十万。如果明确再花钱治下去都无济于事，那他就要权衡了，毕竟他也是有家庭的人了，孩子刚学会走路，到处都需要花钱。

最后我提了一个折中的建议："再住一个星期，观察一下有无起色，怎么样？"

他同意了我的建议，同时让我不要告诉他爸他今天跟我提过的话。

我当即表示当然不会说。

没过几天，叔叔也来找我了，跟我表态说，不管等多久、治疗多久，都等、都治，只要有一丝希望，就不放弃。

这个时候，我已经感受到他们家庭内部发生矛盾了，所以我说话也格外小心。

叔叔问我，是不是绝对没希望了。

我说不是，当然不是，需要时间，但没办法给出具体的时间，得等。

"那就等，"叔叔说，"只要能救活，即便不能走路，能陪陪我，我也愿意。"语气里满是凄凉和无奈。

后来堂姐找到我，说咨询了省会另外一家医院教授的意见，说这个程度的吉兰－巴雷综合征预后很差，她问我有没有把握。

我有些生气了——是哪个教授说的，请他当面跟我对质，我也想听听他老人家的意见。

堂姐当然没有告诉我是哪个医院哪个教授。

但我也理解她。我还是那句话：肯定有机会，但是得等，具体等多久我不知道。这不是绝症。至于要不要回家，你们自己决定，我听你们的。

堂姐没下定决心，最后也只是说，那就再看看吧。

父亲也来电话问我情况，我还是那句话：得等，得花钱。

我感受到了前所未有的压力。

病情没有实质性进展，婶婶长时间躺在 ICU 里，对亲人来说，不管是心理还是经济上，都是巨大的考验。

接下来，治还是不治？如果要治，究竟还要治多久？全都是问题。

叔叔的态度是只要有一线希望，就坚决不放弃，可堂弟、堂姐已经开始摇摆。

5

好在这期间，婶婶的情况有些好转，虽然肌肉力量没有好转，但呼吸机相关性肺炎控制住了，短期内没有生命危险了。

中秋节到了，叔叔说一定要让婶婶活过这个中秋节，他认为活过中秋节就有希望。

为了满足叔叔的愿望，本来中秋节我可以休息一天的，也没休息，而是到病房值班，守着婶婶，当然也守着其他患者。

婶婶顺利过了中秋节。

第二天我回老家，叔叔和堂弟带着一袋礼物过来，说要跟我商量一下下一步的计划。

我父母也在。

叔叔问我，现在情况如何？我说生命危险暂时没有了，但是神经恢复需要时间，还脱不了呼吸机，得等。

然后精彩的来了。

叔叔当着我们大家的面问堂弟："现在我没有主意了，你看怎么办好呢，要不要治疗，还是说要拉回家？"

堂弟可能想不到叔叔有此一问，突然手足无措、支支吾吾，没有说继续治疗，也没有说要拉回家，真的是憋红了脸。

叔叔再三追问，很显然，他是想在大家面前逼迫堂弟做出决定。

我觉得这对堂弟来说可能太残忍了，赶紧打圆场："如果一时半会儿做不了决定也没关系，我们可以再观察几天，如果有好转就继续治疗，如果没好转我们再商量，怎么样？"

堂弟泪流满面，还是没说话。

叔叔继续说："没表态就是不想继续治疗的意思吧，行吧，都这样了，那咱们就回家吧，别花那冤枉钱了。"

"我也不是那个意思，"堂弟开口了，"治吧，多少钱都治，大不了卖房子、转手生意，挺到挺不了为止。"

堂弟说出了叔叔想听的话。

但这话究竟是真心实意的，还是被逼无奈的，我搞不清楚，也不想去搞清楚，我的工作是治病。

要不要救、有没有钱救，是他们内部的问题，我掺和不上。

又多熬了几天。

婶婶病情依旧没有起色。堂姐给我打电话，单刀直入地问我能不能骗叔叔，说婶婶治不好了，拉回家算了。

我一口拒绝，说这不是实话。

我能理解他们的经济压力，但是要我说谎去骗叔叔，我做不到，因为婶婶真的不是没有机会。

"可是妈已经住了快2个月了，丝毫没有起色，这跟我们当初想的可不一样啊。"堂姐说。

我一时语塞。

这要不是我的亲堂姐，我就破口大骂了。

"要来省会医院是你们当初求我帮忙带进来的，我还连续开了十几个小时的车，来回帮婶婶评估病情。我也告诉过你们，治疗时间长短难以估计，花费很大，想好再来。这段时间你们没怎么睡，我也没怎么合眼，我的压力不比你们的小。"

"要回家可以，签好字就行，但我绝对不可能撒谎说婶婶不行了这样的话，那样有违我的专业。"

我怒不可遏，丝毫不客气，训斥了她一番，并且重申了一遍，要回家是没问题的，我不阻拦，但我不会说谎，说"病情太重了""救不了了，回家吧"这样的话。

"我也不会告诉叔叔是你要求回家的，我什么话也不会说，你们自己决定是走是留。"

这句话我憋了好久，终于说出来了。

堂姐大概也被我的愤怒吓着了，没再说过分的话，只是一个劲地跟我道歉，说事情不是我想的那样，叫我不要放在心上。

我怎能不放在心上？

近2个月的呕心沥血，多少个日夜不眠不休，为的是什么？最后竟然要我说治不了拉回家的谎言，我能乐意吗？

但没过几天，堂弟最终做出了决定：回家吧，这边经济压力太大了，可能支持不住了。

我闭上了眼睛，承认一切还是失败了。

毕竟钱都是他在出，他也没要求我撒谎，而是直接表示没钱了，不想治疗了，我没理由不接受。堂弟的确是尽了最大的努力了，他还有自己的小家庭，如果为了一个看不到希望的疾病耗费所有，一般人都很难做到，我能理解他。

作为一个医生，我们时常提醒自己要跟患者及家属充分沟通，把有可能发生的结果都告诉对方，让对方做出决策，因为他们享有自主选择权。只要尽了告知的义务，剩下的就是患者及家属的态度了。毕竟疾病是复杂的，医生的建议也不一定全对，何况很多时候根本就不存在所谓的对错，只是一个选择而已。

如果他们犹豫不决，我或许可以推一把，帮助他们做出一个我认为正确的决定，但如果对方已经有了决定，并且这个决定获得了所有家属的支持，那我要做的就是给予理解并支持，但我同时还会再告知这样做可能产生的后果。

我带堂弟去办理出院结账，一看账单，堂弟愣住了——怎么医保给报这么多啊，报销比例高达 70% 了，他一直以为只报销 30% 而已。

堂弟站立不动了，我知道，他又犹豫了。

他低声跟我说，先别办理出院了，如果真的能报销这么多，我还能支撑，再继续治疗一段时间吧。

我异常激动。

医保给报销这么高的比例，我事先也没有想到，后来一打听，才知道从乡下转来的危重患者，报销比例是更高的。

我们都决定：再战一个星期看看情况如何。

叔叔听说继续治疗也很开心，说："怎么样都舍不得啊，就这样眼睁睁放弃了，可是他们个个都这么说，我也没办法。"

我不敢插嘴，这事情太复杂了。

婶婶这时候已经停掉了镇静药，人是清醒的，明白周围的一切，但是肌肉力量还是为 0，脱不开呼吸机。

吉兰 – 巴雷综合征大多数都是能康复的，需要的就是时间。

现在婶婶已经扛过了严重的并发症，肺炎好得差不多了，压疮也愈合了，就等着神经恢复了。再等一等，可能胜利就来了。

可是 10 天过去了，婶婶的神经恢复依旧没有起色，此时她住院差不多 50 天了。40 万的花费应该有了。

坚持到这里，堂弟终于还是支撑不住了，说已经尽力了。

几个姐姐不允许他卖地皮和转手珠宝生意，大致的意思是，老人死了，年轻的人还要活着，没必要人财两空。

这个决定也许是对的，也许是错的，没人知道。

准备转回老家那一天，护工阿姨给婶婶梳好了头发，几个护士也帮忙换了新的病号服，做了充分的准备。

大家都有些舍不得，都想看到她好好地走出 ICU，可是现实让人不得不选择妥协。

我尊重他们的选择。

就在准备联系救护车的时候，我大脑转过一个想法：反正回家一脱开呼吸机也是死，倒不如我今天再试一试，看看婶婶能不能脱离呼吸机。

前两天我试过，但失败了。

所有人都没想到，在我脱开婶婶呼吸机的那 10 分钟，她竟然没有以往那种明显的呼吸窘迫了。

她的呼吸明显是平顺的。

她咳痰的力量虽然不是太强，但也比之前好了许多。

我抬头看心电监护仪，血压、心率、呼吸频率都正常，就连血氧饱和度都维持在 100%（普通吸氧）。

我感觉自己的心脏都快要跳出来了。

我太惊讶了，也太激动了！

又等了 10 分钟，婶婶依旧神采奕奕，呼吸平顺。

我忙不迭拿起电话打给叔叔和堂弟，告诉他们别急着走了，婶婶好像已经可以脱离呼吸机了，赶紧把联系好的救护车退了。

他们一听，也是大喜过望，连忙赶了过来。

后续估计大家也猜到了。

婶婶是真的可以脱离呼吸机了，她的呼吸肌力量恢复了。虽然四肢肌肉力量依旧很差，但只要呼吸肌恢复了，肢体的肌肉力量恢复也是迟早的事，起码让我们看到了希望。

事实上，婶婶的好转也不是突然出现的奇迹，是这么多天坚持的结果，是这么多天坚持不懈地治疗下去，终于起效了。

其实就差一点点时间，早几天放弃人就没了，而晚几天放弃，人就活下来了。

婶婶的神经终于开始恢复，最先恢复的是支配呼吸肌的神经，所以可以脱离呼吸机了。

我们终于等到了这一刻。

叔叔差点跪下来，我赶忙扶住他；堂弟也哭得稀里哗啦。

后来婶婶又在 ICU 住了半个月，肢体力量终于逐步恢复，从发病到这一天，整整花费了 2 个多月时间。

婶婶终于出院了，转回当地县医院继续治疗。后来顺利摘掉气管切开管，封堵了切口。没过几天伤口就愈合了，可以开口讲话了。

　　又过了 2 个月，叔叔告诉我，婶婶可以被搀扶着站起来走路了。
那一刻，我泪流满面。

关于 ICU，有哪些知识需要了解？

ICU 的收费标准是怎样的？

不同地方、不同医院的 ICU 收费会有一些差异，而且不同患者、不同病情也没办法横向对比，所以我在书中提到的 ICU 收费标准只能作为参考。但总的来说，ICU 的收费是昂贵的，一天花 1 万 ~ 2 万是经常发生的，因为里面的监护设备、药物、护理项目比较多。

走医保报销有哪些小贴士？

得益于医保政策，大多数费用都能走医保报销，比如一天花费 1 万，有些地方能报销 80%，自己只要出 20%。有些家属以为 ICU 不给报销，那都是谣言，ICU 也在医保管理范围内。只不过 ICU 有少部分药物是自费的，比如一些很新的抗生素尚未纳入医保，就得自费。具体如何报销，最好咨询医院收费处或者医保科的工作人员。

ICU 费用高昂，当医生说可能会人财两空的时候怎么办？要不要继续治疗？

这是天底下最困难的问题，我没有很好的答案，但我的做法是，继续治疗几天看看，如果好转了，就咬牙坚持；如果没好转，就果断放弃。这是个折中的办法，不一定适用所有人，仅是我的想法。生、老、病、死，每个人都要经历，舍不得、硬拖着不一定是对患者好，也要征求患者自己的意见，如果他还清醒的话。

没那么简单

医生和家属之间哪有什么深仇大恨呢，大家共同的敌人是疾病啊。短时间内没攻克疾病，更加不能自乱阵脚。

1

说一个我在急诊科遇到的患者，是个年轻女生。

她的抢救情况不仅给了很多女孩子深刻教训，也给了我们医生很多经验教训。

女生姓关，26 岁，在一家网络游戏公司上班。

2 周前她开始咽痛、咳嗽，以为只是普通感冒，就自己去药店买了点感冒药吃，结果效果不好，拖了 2 周，越来越不舒服，浑身无力，干什么都觉得累。

更让她担心的是，开始有些头晕了。

她跟男朋友住在一起，男朋友得知情况后很着急，意识到这很可能不是感冒那么简单，半夜带她来了我们医院急诊科。

当天，刚好是老马医生值班，他是我的师父，也是我的朋友。

听到关女士说有头晕、肢体乏力等情况，老马立马警惕起来。

毕竟普通感冒持续时间不会这么长，而且患者表示四肢无力、头晕，这就很不对劲了。

老马立即安排了颅脑 CT 检查，先排除脑出血、脑梗死再说。

虽然面前是个年纪轻轻的女孩子，从年龄来讲，发生脑血管意外的可能性偏低，但急诊科意外无处不在，老马作为一个"老兵"，自然知道"小心驶得万年船"的道理。

他同时听诊了心肺，似乎没有异常发现，又测量了生命体征。

结果出来，血压只有 86/50 mmHg*，量了好几次，结果都差不多，患者的确是血压偏低。

为什么会有这么低的血压呢？

正常成年人收缩压多数在 100~120 mmHg 之间，可关女士的收缩压只有 80~90 mmHg，这肯定是有问题的，尤其是她还有头晕症状。

老马问她，是不是一直血压都偏低？还是说就这两天偏低？

如果是一直血压偏低，那就不是紧急问题。如果只是这两天血压偏低，那就意味着疾病比较严重，可能有些麻烦。

这里也要跟大家小小科普一下。

遇到低血压，同时伴随有头晕、黑矇等症状，就一定要去医院看看，排除大脑、心脏、血管等方面的疾病。

关女士告诉老马，自己从懂事以来，体检测量的血压都是偏低的，以前也没有什么不舒服，所以没处理。

不过她从小就怕冷，而且冬天手脚特别冰冷。看过中医，说是气血虚，吃过很多药，效果不是很好，后面就没管了。

---

* 血压单位现多用千帕，1 千帕 ≈ 7.5 mmHg，为方便阅读，本书不做换算。

血压低的原因有很多，老马告诉她，有些会顷刻致人毙命，有些则可以缓一缓。目前来看，还是不能排除低血压导致的头晕，CT必须做。

就在这时，关女士的男朋友神色慌张地说了个事。

2

他把老马拉到一边，悄悄跟老马说，2 年前患者流产过一次，不知道跟这次头晕有没有关系。

老马本想数落他两句——没准备好要孩子的时候就做好安全措施，这样一搞，到头来受害的还是女孩子。但转念一想，这时候说这些也于事无补，眼下最着急的，是赶紧查出病因。

老马告诉他，一般来说，手术流产或者药物流产都不至于产生这么严重的低血压、头晕等症状。而且这件事都过去那么久了，要真的有问题，早就该发生了，不会等到今晚。

"先把 CT 做了，"老马边开单边说，"今晚估计你得留在急诊室了，不要回家，以免有意外。必要的时候可能还得住院。"

做 CT 之前，老马还安排护士给患者抽了几管血送检验科，做血常规、肝肾功能、心肌酶等常规检查。

"有没有胸闷、心口不舒服的表现？"老马问道。

"没有，但有时候觉得胸口这里会有点不舒服，深呼吸就好一些。"患者回答。

老马"嗯"了一声，没再说话，大脑飞速运转，思考着各种可能性。

为了安全起见，老马亲自陪同关女士去做 CT，还让护士准备好抢救药箱。

CT 做完了，老马大致看了一下片子，头颅没有明显异常，起码没有看到大面积的颅脑出血。

但有没有脑梗死，此时的 CT 是看不出来的，必须等 24 小时后再复查才好判断。

然而，就在关女士准备起身离开 CT 床的时候，她一个踉跄，直接倒在男朋友怀里，而且脸色苍白，气若游丝。

这可吓了老马一跳，赶紧扶她上转运床。测量血压，只有 80/40 mmHg。

"先回到抢救室再说。"老马示意。

CT 已经排除脑出血，患者那么年轻，既往没有高血压、高血脂的情况，脑梗死的概率不大。

不是脑部问题，那么是不是心脏的问题？

"你以前有没有过心脏的毛病？"老马问关女士。

关女士说："以前公司有体检，也做过心脏彩超，没说心脏有问题啊。"

如果是心脏有问题，比如心脏收缩功能不好，不能很好地泵血，也会导致低血压、头晕等症状。

老马决定给关女士做个心电图。

结果显示没什么事，就心率偏快一点，110 次 / 分。

经过补液和休息后，关女士头晕的情况缓和了些许。

检验科速度很快，刚刚送过去的血液标本已经有结果了。

老马迫不及待地看关女士的心肌酶相关指标，结果显示都是正常的，这才松了口气，看来真的不是心脏的问题。

可是，如果不是大脑、心脏的问题，那么会是什么导致患者低血压、头晕呢？

3

老马思绪没有停过，一直在反复分析。

年轻女性，尤其是之前还有过一次人工流产史，老马对这类患者慎之又慎，因为吃过亏。

之前一个腹痛、头晕的年轻女性，检查时说自己没有性生活，所以老马没给她做妊娠相关检查。后来证实就是宫外孕破裂出血，老马险些葬送了自己的职业生涯。

教训深刻啊。

如果眼前这位关女士也是宫外孕，而且也是破裂出血了呢？

虽然患者没有腹痛现象，但宫外孕就一定会有腹痛吗？

除了大脑、心脏的问题会导致这些症状，出血、休克也会有这样的症状。

老马的大脑在飞速运转。

他有些懊恼，因为一开始先考虑了患者大脑和心脏的问题，差点就漏掉妇科方面疾病导致休克的可能。

"老师，要不要给她做个尿妊娠试验？"规培医生问。

"不着急，先看患者血红蛋白有没有掉再说。"

结果显示，患者血红蛋白还真的偏低，105 g/L，红细胞计数也低了不少。电解质指标显示钾离子偏低，3.3 mmol/L，其余没异常了。

钾离子参与人体肌肉细胞的活动，钾离子缺乏会导致肢体无力，甚至瘫痪。

患者这几天胃口不好，吃得不多，导致钾离子摄入减少是可以解释的。

看完检验结果，老马开门见山地问关女士最后一次月经是什么时候。

关女士没想到医生会问这个问题，有点难为情，支支吾吾，但还是告诉老马，一个星期前干净了。

如果这是真话，那绝对不可能是妊娠了。月经刚走，还没到排卵期，不可能怀孕。

但出于安全着想，老马还是让她留了一管尿，送检验科进行妊娠试验。

关女士也算配合，留了尿。结果很快出来了，是阴性。

排除了怀孕这个可能，事情又变得扑朔迷离。

老马更警惕了，问关女士是不是一直都有点轻微贫血。

关女士说以前体检的确是有些贫血的，但不严重，看过中医，说她气血虚，吃了很多药，但感觉用处不大。

这些话她一来就说过了。

患者轻微贫血，但如果平时就有，就跟今晚的症状无关。

老马一时陷入困境，实在想不出什么原因能解释患者的低血压和头晕。

4

思来想去，老马把注意力放到了另一种可能——神经系统疾病上。

他立刻通知了神经内科值班医生，说有个低血压、头晕、肢体乏力的年轻女性患者需要会诊。

神经内科值班医生也不含糊，没一会儿就到了急诊科抢救室，了解完病史，说不能彻底排除脑梗死的可能，现在这种脑血管疾病都年轻化了。

建议明天做个颅脑 MRI（也就是我们常听到的磁共振成像，能很清晰地看见大脑情况）或者脑电图看看。

当晚神经内科腾出床位，把关女士安排住院了。

晚上总算平安度过。

第二天主任查房，听说关女士怕冷、血压偏低、头晕、四肢容易冰冷，首先考虑要给她查甲状腺功能指标，搞不好是甲状腺功能减退症（简称甲减）。

这是内分泌科的疾病，可不是神经内科的疾病。

"你看她整个人精气神不是很够，反应似乎有些迟钝，而且你看她的皮肤，比较干燥。"主任指着关女士的手臂跟众多医生说。

"不要以为送到咱们神经内科来的患者就都是神经内科疾病啊。急诊科有时候忙成一团，不能准确鉴别患者的疾病也是情有可原的，但咱们要好好把关。"

关女士告诉主任，自己这段时间四肢关节似乎都有些不舒服，不知道跟低血压有没有关系。

主任听后跟众人说："甲减除了会有乏力、疲惫等，还会导致关节疼痛，这点大家可以好好翻翻书。"

"我们先给你抽点血，查甲状腺功能，看是不是甲状腺出了问题。如果甲状腺功能不足、甲状腺激素分泌不够，是会导致低血压、头晕、乏力、关节疼痛的。"主任告诉关女士。

"当然了，颅脑 MRI 和脑电图也还是要做的，"主任发话，"今天暂时以对症支持治疗为主。"

第二天甲状腺功能结果出来了，正常。

关女士并没有甲减。但发生了一个新情况，护士一早给她量体温，37.9℃，有点发热了。

MRI 太多人预约，暂时排不上。但是脑电图结果出来了，提示广泛明显异常。这可是个重磅发现啊！

管床医生发现患者有低热，再加上脑电图的表现，更加怀疑是脑部的问题，又因为患者说 2 周前有过咽痛、咳嗽等上呼吸道感染症状，现在又有肢体乏力、血压低、头晕，不得不考虑病毒性脑炎。

主任也同意了管床医生的分析。

到这里，病情总算有点眉目了。

病毒如果侵犯大脑，一般是先从呼吸道或者胃肠道进来的，所以患者一开始会有呼吸道感染症状。

虽然多数是小孩子发病，但大人也是有可能发生病毒性脑炎的。

"但也有疑点，患者似乎没有明显的脑膜刺激征。"管床医生说。

如果真的是病毒性脑炎，脑子里面有炎症，那炎症多少会波及脑膜。

如果脑膜受到刺激，应该会有头痛、脖子僵硬等表现，但关女士似乎没有。

主任沉思了一会儿，说："不见得每个患者都那么典型。可以观察，警惕她随时会有呕吐、颈强直等脑膜刺激症状。"

没想到症状没来，意外先来了。

关女士说要上厕所，男朋友扶她去，结果一站起来，就头晕目眩，一阵黑蒙，整个人直接瘫倒在地，男朋友扶都扶不住，吓得他赶紧喊救命。

几个医生、护士匆匆赶来，现场给关女士量了血压，只有70/30 mmHg。

更糟糕的是，大家一时半会儿搞不清楚为什么会发生这样的事情。

主任也是眉头紧皱。

5

但现在不是找原因的时候，得先抢救。

几个医生把关女士抱上病床，接好心电监护仪，并快速补液，力求把血压快速提上来，同时让人把 ICU 医生请来会诊。

这么低的血压，肯定不是寻常疾病，即便是甲减、脑炎，也不至于低成这样。

没过多久，关女士悠悠醒来，但人还是很虚弱。

她男朋友眼睛都红了，刚刚那一幕真的是差点把他吓死。

ICU 医生到了，这次来的是华哥，我们大家都熟悉的 ICU 主治医师。

"我觉得像体位性低血压，"华哥说，"但也不能排除心脏的疾病，得请心内科会诊看看。现在患者病情有些波动，如果家属同意，可以到 ICU 密切监护。"

ICU 是专门监护治疗这类病情危重的患者的。华哥短时间内没办法对患者的病情做出准确评估，只能请不同科室的医生进行会诊。

心内科医生到后又查了一次心电图，没有发现异常。

但心内科医生说，这次心电图没事，不代表患者真的没有心脏问题。患者有可能是突发突止的心律失常，发作时心脏功能迅速受损，供血不足。

关女士表示，发病时没有明显的胸口不舒服表现。

这让心内科医生有些犹豫，建议做个动态心电图及心电生理检查，进一步评估到底有没有心律失常的可能。另外，他认为心脏彩超也有必要做一个。

心脏彩超当天就做了，结果几乎都是正常的。

说到这里，给大家简单科普一下心脏彩超是怎么回事。

如果把心脏比喻成一个房子，那么心脏肌肉就是墙壁，心脏电传导系统就是电路，心脏血管就是水管。

彩超能看到的是心脏肌肉（房子的墙壁），看不到电路，也看不到水管。心脏彩超没问题，只能说明心脏肌肉没问题。

要想看心脏电传导系统（房子的电路）是否有障碍，最简单的工具就是心电图，其次是动态心电图，再次是心电生理检查。

那怎么看心脏血管（房子的水管）呢？

要么做血管CT，要么做血管造影。

心内科医生认为患者的心脏血管应该没问题，毕竟患者年轻，没有其他高危病史。但是"电路"的问题，的确需要进一步深究。

就在大家都提心吊胆的时候，患者又出问题了。

这天早上，患者刚吃完早餐，突然头晕再次加重，并且感觉胸痛，这是以往没有发生过的。

关女士也很紧张，越是紧张，头晕越严重，胸痛更明显。

一量血压，78/40 mmHg。

管床医生有点慌，赶紧继续补液。

只要不是心脏的问题，患者低血压，补液总是没错的。及时补充血管内血容量，有利于提升血压。

然后再次请ICU会诊。

关女士男朋友有些生气了，责怪管床医生，为什么住院这么多天了，还是没找到头晕、低血压的原因？

这样那样的检查都做了不少了，到底会不会看病！家属语气有些重了。

管床医生也是年轻人，一听这话顿时火了，瞪着他说："如果不满意，现在可以办理出院，转院走人。"

主任闻信赶来，教训了管床医生，说："家属这时候脾气不好是可以谅解的，你跟他计较什么啊。"

"老实说，患者住院的时间不短了，咱们诊断没搞清楚，患者病情也反反复复，正常人都会有意见，患者及家属更是会焦虑和紧张。换位思考，人家生病了，还花了钱住院，但到现在没看到效果，你说能不害怕吗？这时候千万别跟人家较劲顶嘴，我们要做的是解释，耐心并且富有技巧地解释，而不是火上浇油，不然患者的病治不好，医患之间又起了矛盾，谁是赢家？"

主任的话有道理，管床医生虽然觉得有些委屈，但还是跟关女士男朋友当面道歉了。是啊，医生和家属之间哪有什么深仇大恨呢，大家共同的敌人是疾病啊。短时间内没攻克疾病，更加不能自乱阵脚，得积极寻找病因、治疗疾病。

何况关女士男朋友也不是故意找碴儿，他实在是担心啊。

"现在最关键的是稳住病情，对症下药。"主任安慰他们。

话音刚落，患者突然开始翻白眼，抽搐了。

这吓坏了众人。

"这是什么情况，是癫痫发作吗？"管床医生低声问主任，"之前做的脑电图提示广泛异常，不会真的导致癫痫发作了吧。"

关女士男朋友见状，更是急得大吵大叫。

越是情况危急，越需要冷静。

癫痫发作在主任眼里不是什么难事，毕竟神经内科天天都在处理癫痫。

难就难在，患者血压这么低的原因还没搞清楚。

要治疗癫痫并不难，推 10 mg 安定针（地西泮，一种镇静抗癫痫药物）就可以了。问题是这一针推下去，患者的血压肯定会进一步垮掉，那时候可能就棘手了。

主任稍作迟疑，让护士抽一支安定针过来，同时准备把升压药挂上去。

为今之计，只能这样了。

最怕的就是患者心跳停了。

如果心跳停了，那性质就完全不一样了。即便抢救成功，恢复了心跳，大脑也是有过短暂缺血缺氧的，会在一定程度上影响大脑功能。

6

紧要关头，华哥急匆匆赶到了。

主任见华哥来了，征求他的意见："患者现在血压这么低，又有抽搐，安定针推下去血压肯定会更低，你觉得我这个升压药剂量够不够？"

抢救休克及有血压低、昏迷等症状的患者，自然是 ICU 的医生更有经验。主任也明白这点。

华哥迅速评估了情况，说应该没问题，用了再说，不够再加。

管床医生说，这次患者除了头晕加重，还有胸痛，看来还是不能排除心血管方面的问题。

本来今天下午就打算将患者转去心内科的，没想到又发生了这事。

"这患者可能得去 ICU 了，"华哥缓缓说道，"我们得尽快把血压提上来，否则到时候脑子损伤了就麻烦了。"

关女士男朋友就在旁边，听华哥说了这句话，当即表态，说同意去 ICU。

安定针推下去了。

患者的抽搐迅速终止，但人还是意识不清。

华哥几个人紧紧盯着血压，生怕血压提不上来，还好，重新测量的血压有 80/50 mmHg，说明升压药起效了。

华哥留意到，患者测量血压的袖带是绑在左上臂的，他把袖带换到患者右上臂，重新测量了一次血压。

这次的血压值却让在场所有人目瞪口呆。

右上臂测量的血压是 148/90 mmHg。

这个血压明显是很高的，跟左上臂测量的完全不一样。

主任也不敢相信这是真的。

华哥给患者换一只手臂测量血压，本来也没抱什么希望，但既然患者有头晕、胸痛，那么还是要警惕心内科疾病。

在心内科疾病中，又以急性心肌梗死、主动脉夹层最为致命。关女士心肌梗死的可能性几乎为零，因为之前做的检查显示心肌酶是正常的，心脏彩超也没有看到明显的肌肉活动异常。

但是主动脉夹层还是不能排除。

部分主动脉夹层患者，如果夹层累及一只手臂动脉，势必导致这只手臂的血压降低，另一只手臂的血压则是正常或者偏高的。

正因为考虑到这点，华哥才会给患者重新测量右上臂血压，他也没有想到会有如此重大的发现。

"不会是药物导致的吧？升压药发挥作用了？"管床医生提出疑问。

为了证明不是药物的缘故，华哥又把血压计袖带绑回左上臂重新测量了血压，只有 82/40 mmHg。

相差不到一分钟，两只手臂的血压相差如此巨大，这肯定是有问题的，而且肯定是心血管系统的问题，首先考虑主动脉夹层。

终于快解开谜题了，大家都异常激动，但同时还是非常担心，患者的血压这么低，真怕她随时出问题。

另外，要判断是不是真的是主动脉夹层，必须送去 CT 室做胸腹部 CTA（计算机体层摄影血管造影）。

"这么看来，患者极有可能是主动脉夹层了。"管床医生松了一口气，望着华哥说。

他内心是非常感激华哥的，若不是华哥这个看似多此一举的小动作，大家到现在都还蒙在鼓里呢。

华哥犹豫了一下，说那也未必。

管床医生又蒙了，他是一个神经内科医生，没怎么见过主动脉夹层的患者，但书上都说双侧血压不对称的时候，肯定要警惕主动脉夹层。

主动脉指的是胸腹里面最大最粗的那根动脉，它发自心脏，然后一路分出很多分支，照顾全身各个脏器的血液供应。

如果某一段血管出现夹层，那么血管腔势必变得狭窄，这时候真正流过血管腔的血液会少很多。很有可能患者的左上臂腋动脉发生夹层了，否则不会出现这么低的血压。

"患者头晕，也可用主动脉夹层解释啊，颈动脉供应大脑供血，如果主动脉夹层累及颈动脉，就会出现头晕、低血压甚至瘫倒、抽搐等表现。"管床医生自言自语分析着。

这时候，患者的血压稍微稳定一些了，但人还没醒，估计是安定针的缘故。

华哥说了自己的看法，他见过不少主动脉夹层的患者，基本上都是中年或老年，以男性多见，且多数都有高血压、高血脂等基础疾病，这些疾病会导致血管条件变差，容易发生夹层。

但这个患者才 26 岁，太年轻了，真的不像会有主动脉夹层。

主任缓缓舒了一口气，接过华哥的话，问："你是考虑另有他因？比如多发性大动脉炎？"

华哥笑了，说："正是此意，还是主任见多识广，我也是猜测而已。"

华哥继续说："我看她这几天都有低热，而且红细胞计数是偏高的，这要么是感染，要么是肿瘤，要么是自身免疫性疾病。其他感染指标不高，感染可能性小，而且没有确切的感染病灶。是肿瘤的可能性就更低了，这么年轻，患胃癌、肺癌、肠癌、乳腺癌、宫颈癌的可能性还是很小的。但自身免疫性疾病就常见多了。而多发性大动脉炎这个病，就爱找这些年轻的姑娘。"

华哥表示，这病他以前见过，印象特别深刻。

"我刚刚摸了患者左手桡动脉，桡动脉搏动很差，虽然收缩压还有 70~80 mmHg，但是桡动脉搏动很弱，而右侧桡动脉搏动基本正常，显然血管是有问题的。"华哥继续说。

管床医生一脸惭愧，由始至终，他都没有摸过患者的脉搏（桡动脉）。

作为一个管床医生，他这次失误了，但好在，有人及时弥补了。

主任认同华哥的分析。多发性大动脉炎病因不明，可能与自身免疫紊乱有关，可能是感染了链球菌、立克次体等后引发的抗原抗体反应。

结果就是，自身免疫系统攻击自己的大血管，导致血管发生炎症，甚至血管腔闭塞。

如果刚好是颈动脉狭窄或者闭塞，就会导致大脑缺血、黑蒙，甚至出现抽搐、昏迷等表现。

如果是上肢动脉闭塞，就会导致肢体缺血继而乏力，低血压也能解释通。

甚至患者的关节疼痛也可解释，肌肉关节疼痛是所有自身免疫性疾病的共同表现。

更重要的是，这个病易发生在年轻女性身上，可能跟雌激素水平过高有关。有人做过研究，长期应用雌激素后，动脉壁会有损害。

7

当天患者病情稍微稳定，推去做了头胸腹 CTA（这是一种注射造影剂后做的头胸腹 CT）。

注射造影剂是为了更加突出血管，不管是有夹层还是血管狭窄，都能清清楚楚地显示出来。

结果正如华哥和主任分析的那样，患者的胸腹主动脉有多根血管内壁发生病变，部分甚至已经非常狭窄。

主动脉内壁没有形成夹层，那就非常有可能是多发性大动脉炎。

第二天，患者相关自身免疫性抗体结果也出来了。抗主动脉抗体和类风湿因子都是阳性，抗链球菌溶血素"O"滴度增加。

进一步证明，这是一种自身免疫性疾病。

患者最终没去 ICU。

主任请了血管外科、风湿免疫科、心内科医生过来会诊，大家充分评估患者情况后，同意多发性大动脉炎的诊断。

风湿免疫科医生说："前几天才碰到这样一个患者，也是年轻女性，30 岁，四肢关节痛，发热。我们护士比较细心，一来就给测量了双侧上肢血压，发现差距很大，赶紧推过去做了 CTA。最终诊断为多发性大动脉炎，不是主动脉夹层。"

主任笑着说："这次是我们的失误，天天都处理中风、癫痫、脑炎、帕金森等疾病，有时候思维局限了，不像你们，专门搞疑难杂症，思路开阔。"

一席话惹得几个"大佬"哄堂大笑。

诊断是一回事，治疗又是另外一回事。

风湿免疫科医生说，因为病因不明，这个病无法根治，只能按照自身免疫性疾病处理，糖皮质激素和免疫抑制剂是关键。可以同时用些扩张血管的药物，改善脏器缺血。

要不要手术呢？大家疑惑。

血管外科医生说，如果药物治疗效果不好，后期还是要考虑手术的。

经过商量，关女士最终被转入风湿免疫科，治疗后病情有所好转，再也没有发生头晕、肢体乏力等情况，低血压也有一定程度的改善。

困扰关女士那么多年的问题，原来是多发性大动脉炎。

华哥把这个病例后续告知老马，老马一脸羞愧，说真的想不到是这个病，当晚排除了心脏问题、妇科出血问题等就送上去了。看来，经验还是不足啊。

年轻人感冒会有什么症状？什么时候要去医院看？

出现这些症状，可能就不是普通感冒，要及时就医！

一般来说，普通感冒会出现咽痛、咳嗽、发热等常见症状，不出一个星期就会好。如果超过一个星期还没好，就一定要去医院看了！

另外，如果感冒的时候发现肢体特别没力气，这也是不对劲的。

感冒会有一点疲惫，但不至于手脚无力，如果手脚无力，要及时去医院查找原因。

年轻人低血压需不需要担心？要怎么处理？

一般来说，正常成年人血压是（100~120）/（60~80）mmHg，如果血压偏低（比如 90/50 mmHg），但没有明显的不舒服，可以先观察，不一定要治疗。

加强运动、保持足够的营养支持，或许会有帮助。

如果低血压的同时伴头晕、黑蒙等症状，就一定要去医院看，排除大脑、心脏、血管等方面疾病。

医生看病是不是都会犯错？

一些比较复杂的病例，诊断过程往往不是顺利的。医生一开始可能会出错，家属会比较着急，可以理解，但还是需要给医生点时间。

大家尽量避免正面冲突，疾病是敌人，医生和患者、家属才是战友。

水落石出之前

疾病有时候是复杂的，不总是能一下就搞明白是什么疾病，也不总是一针药下去就能控制住病情，有些疾病需要时间和必要的辅助检查来协助诊断。

1

之前急诊科有一个头痛、发热的女孩子，差点丢了性命。

患者姓刘，28 岁，十几天前开始有尿频、尿急的情况，以为是尿路感染。

女性的尿道很短，只有几厘米长，如果是已婚女性，稍微不注意就可能发生尿路感染。

医生给患者开了些抗感染的药物，可吃了好些天效果并不好，后来突发胸闷、气促，觉得整个人都不舒服，便在男朋友的陪同下来了医院急诊科。

当时急诊科是老马值班。

患者说无缘无故出现胸闷、气促，还有头痛，问是不是抗生素过敏引起的。

老马说可能性不大，已经吃药几天了，不可能是过敏，要过敏一早就过敏了，不会拖到现在，而且这也不像过敏的表现。

老马给患者听诊了心肺，觉得心率偏快，肺部没听到多大异常，并量了体温，38.4℃。

"难怪你头痛、心率快，发热可以解释。问题是为什么会有发热、头痛、胸闷、气促。"

患者说以往很健康的，没有什么基础病，就是偶尔会头痛。

急诊科异常忙碌，老马没有时间跟她细说，开了抽血项目，又让她去拍摄一个胸部 CT，看看有没有肺炎。

老马见她偶尔有一两声咳嗽，认为不排除有肺炎的可能，肺炎完全可能出现发热、头痛、胸闷、气促。

如果真的是肺炎，那么一定是不轻的肺炎了，毕竟都出现呼吸困难了。

因此患者去做胸部 CT 时，老马特意叮嘱规培医生要好好看护，有问题及时回报。

很快胸部 CT 结果出来了，左上肺有少许炎症。

抽血结果也出来了，血常规看到白细胞计数偏高，其他无异常。

"果然是肺炎。"规培医生说。

老马见患者胸闷、气促的情况似乎有所减轻，加上胸部 CT 提示左上肺炎，便联系了呼吸内科，让他们过来会诊，同时做了心电图，没发现什么异常。

呼吸内科医生评估了患者情况，觉得肺炎诊断没问题，刚好有床位，便收了住院。

一入院就要签病危病重知情同意书。

这吓坏了患者及其男友，他们疑惑：怎么人还能走能动就病危了呢？这是不是有些唬人啊。

医生解释说，肺炎可轻可重，有胸闷、气促的情况往往是比较重的，签病危病重知情同意书也是常规要走的流程。

充分的沟通真的很重要，有时候医生多说几句，患者及家属多了解一些，也会有助于大家一起做出正确的医疗决策。

患者虽然不乐意，但还是签了，所有操作都勾选了，换句话说，如果真的生命垂危，接受任何手段的抢救。

可是住院用药几天后，患者仍然觉得胸闷，动一动就觉得气不够。

为了安全起见，医生重新安排了胸部 CT 检查，而且做的是增强CT，要注射造影剂的，目的是排除肺栓塞的可能。

怕有心脏问题，还做了 2 次心脏彩超，但都没有发现任何显著的问题，除了左上肺有炎症。

患者男朋友不乐意了，质问医生："为什么用了这么多药，做了这么多检查还是没效果，如果你们实在把握不了病情，咱们可就要转院了。"

医生被说得不高兴，与家属在言语上有些冲突。

幸好主任及时赶到，说："疾病有时候是复杂的，不总是能一下就搞明白是什么疾病，也不总是一针药下去就能控制住病情，有些疾病需要时间和必要的辅助检查来协助诊断，患者及家属着急能理解，但着急也解决不了问题，我们再努力一下，看看能不能尽早让患者恢复。"

话虽如此，但患者及其男友仍然决定，不能再耽误下去了，必须转院。

他们自己联系了救护车，马上就要离开，到隔壁医院去。

可就这么一折腾，患者病情更重了。

刚准备过床，患者就气喘吁吁，满头大汗，捂着胸口说心跳很快，好像要从嗓子眼里蹦出来一样，难受极了，然后不断地咳嗽，吐出来的痰都是红色泡沫状的。

主任见状，说今天无论如何也不能转走，太危险了，必须继续住院治疗。

"你这可能是心力衰竭发作了，典型的端坐呼吸。如果硬要走，签字就可以，但是路上太危险，说不定人就没了。"主任说。主任干了这么多年，见过无数生死，但他不可能让患者在他眼前白白丢了性命，他必须抓紧这条年轻的生命，所以他非常诚恳地劝患者及家属留下来。

患者男友也害怕："主任说得有道理。"只好退了救护车，暂时不走了。

2

"这么年轻就心力衰竭，肯定不是小问题，最有可能是急性重症心肌炎，得进一步检查。"主任说。

"这个病就不属于呼吸内科疾病范畴了，得请心内科和 ICU 的医生过来看看。"

那天刚好是我值班，接到紧急会诊通知后，便匆匆赶到呼吸内科。

管床医生把来龙去脉跟我大致讲了一遍。

当时他们给患者测量了血压，血压是偏高的，同时再次做了床边心脏彩超，这次彩超却有了异常发现：左心室心尖部运动减低，少量心包积液，射血分数降低。

"这可能真的是重症心肌炎啊，不是普通的肺炎。"几个医生讨论。

可奇怪的是，患者的心肌酶、肌钙蛋白上升又不是特别明显。

"患者现在呼吸困难明显，药物治疗效果不好，还是去 ICU 安全些，必要时还可以插管上呼吸机，不管是心力衰竭还是呼吸衰竭，都能暂时稳住。"呼吸科主任说。

现在轮到患者的男朋友做决定了，他显然也被突如其来的变故吓坏了。

我跟他说，可以先进 ICU 密切监护治疗，如果病情好转了，很快就能出来；如果病情加重，随时可以抢救。

另外，我告诉他得通知女朋友的家里人过来，毕竟他们还不是夫妻，他一个人承担不了这么重的责任。

他有些犹豫。

"这有什么好犹豫的，现在病情危重，有明显的缺氧表现，放在普通病房是相当不安全的。去 ICU 会稳妥一些，但也不是百分之百的。"

"另外，如果你要转院，到时候随时可以走，我们不拦你。"我把话跟他说开了。

他说要跟患者本人商量一下，毕竟去 ICU 是个大决定。

不一会儿他回来了，说患者同意去 ICU，随即办理了手续。

我告诉他，现在患者最有可能的是重症心肌炎。这是一种病毒感染引起的心肌炎症性疾病，可能会导致心力衰竭，严重的会死人，但大多数经过治疗都是可以恢复的，要有信心。

他似乎对我有了些信任。

这是好事。

没多久，患者的父母和兄弟姐妹都赶到了，听过病情介绍后都非常担心，患者父亲还把她男朋友臭骂了一顿。

就在家属接待室骂的，骂的话超级难听。

患者男朋友垂头丧气的，不敢还嘴。

起初我只是给患者面罩吸氧，希望加强吸氧后能改善缺氧状况，不至于气管插管上呼吸机。但可能是患者对 ICU 环境有些恐惧，进了病房后缺氧状况似乎更严重了，眼看着心电监护仪的数据越来越不好，血氧饱和度持续走低。

没办法，我只好给她推了一支镇静药，然后做了气管插管，接上呼吸机。

其余治疗基本上都是按照心内科医生的会诊意见在执行，事实上重症心肌炎也没什么太特殊的用药，主要是充分休息，受损的心脏才有时间和精力去逐步恢复。

科里也讨论了，基本上否定了患者肺部感染导致病情加重的观点。

毕竟从 CT 上来看，患者的肺炎并没有那么严重，不至于引起这个程度的呼吸困难。

心力衰竭是最有可能的，有心脏彩超的结果验证，而且查的心力衰竭标志物（脑钠肽）也明显升高。

患者父母问我们，有没有特效药，多少钱都可以上。

我说重症心肌炎没有特效药，只能等她自己恢复。

"那多久才能恢复啊？"他们问我。

"这个真说不准，可能是一个星期，可能是几个星期，甚至可能会更长。"我实话实说。

他们不再问了，默默地祈祷。

3

回到病区后，护士告诉我，患者特别容易出汗，刚换的衣服没多久又湿透了，额头上、胸腹上都是汗。

"发热了吗？体温多少？"我问。

"体温是正常的。"她们告诉我。

如果患者有发热，那么出汗是可以理解的。

发热出汗并不可怕，可怕的是出汗会丢失过多的液体，可能会导致电解质紊乱，这在 ICU 患者身上是大问题，必须积极处理。

"患者不会有甲亢（甲状腺功能亢进症）吧？"我暗自嘀咕了一句。

这个想法一旦被掀起来，就沉不下去了。

这么年轻的女性患者，不可能是心梗导致的心力衰竭啊。

重症心肌炎有点像，但也不完全像，如果能直接做心内膜心肌活检那就最好了。

但那是不现实的，没有几个人会为了诊断心肌炎而去做活检，代价太大。

如果是重症心肌炎，心肌细胞被破坏了，那么心肌酶肯定会升高，但多次给患者检查，心肌酶都仅仅是轻微升高，这又是为何呢？

相反，如果患者有甲亢的话，是不是就能解释所有症状了？

尤其是甲亢危象，甲状腺功能亢进到了极点，就不仅仅是出现大家印象中吃得多、饿得快、手抖、暴脾气等表现了。

甲亢危象时血液里面充斥着大量的甲状腺激素，会导致高热、大汗、心动过速、烦躁、恶心、呕吐、腹泻、心力衰竭、呼吸困难、休克等。

眼前这个患者的症状，不是正好都能解释吗？

想到这个可能性，我心潮澎湃。

如果真的是甲亢危象引起的心力衰竭，那么我们单纯针对心脏治疗是不够的，必须处理甲状腺才行，否则患者病情可能会进一步加重，甚至死在我们手里。

甲亢危象死亡率在 20% 以上，这个数据高得吓人。

我仔细检查了患者的脖子，但没摸到肿大的甲状腺。

我不死心，迫切想要检查患者血中的甲状腺激素水平，毕竟不是每个甲亢患者都会有甲状腺显著肿大的。

可我一打开电脑化验系统，发现呼吸内科早已查了患者的甲状腺激素水平，结果显示都是正常的。

我一下子失望极了。

这么看来，患者没有甲亢，那就不可能是甲亢引起的心力衰竭了。

万万没想到，当天晚上患者病情进一步加重，血压开始垮了。

患者血压最低掉到了 70/40 mmHg，这算严重的休克了，而且是心源性休克。

若发生严重的心力衰竭，心脏不能及时把血液泵出去，就会导致低血压，同时因为过多的血液堆积在肺循环，患者的呼吸氧合情况会进一步转差。

这是个恶性循环。

我大脑飞速运转，思索着到底是哪里出了问题。

为什么短短几天之内，患者病情会急转直下？

这么低的血压，如果不处理好，可能下一秒心脏直接停跳。

没办法，我只好让护士上了提升血压的药物。

这些药物能够收缩血管，同时有一点强心作用，兴许会有帮助。

病毒性心肌炎一般不会危及生命，重症心肌炎一旦进展到心源性休克的地步，抢救就会难于登天。

我跟家属说，病情很不乐观，在上了呼吸机的情况下呼吸氧合依然比较差，估计是心脏实在太弱了。

"没有更好的办法了吗？这时候还能不能转院？"他们问我。

"转院？现在转院就是促进死亡。"我直截了当地说。

"那就等死？"患者父亲问我。

"那也不是，我们在积极治疗，只不过效果不好，我们可以把更厉害的教授请过来会诊，让他们看看有没有其他好办法。"

"还有一个办法，"我说，"体外膜氧合器（ECMO，也就是人工肺）治疗。"

我跟他们解释，一些非常严重的重症心肌炎发展到后期心脏和肺的功能都会严重受损，单纯依靠呼吸机是维持不下去的。因为呼吸机只能把氧气打入肺内，能不能交换还得看患者自己的肺泡质量。患者这时候肺泡里面可能都是血或水，根本没办法进行气体交换，所以呼吸机用处不是特别大。

而人工肺完全绕开了患者自己的肺脏，甚至可以绕开患者自己的心脏，直接在体外充当患者的心脏和肺脏。

"就是费用特别昂贵，开机费用都要 6 万，之后每天花费差不多也是 2 万，这还不包括其他的 ICU 费用，一天下来恐怕得 4 万～5 万。"我说。

他们不说话了。

过了一会儿，患者父亲开口了，说其他办法能治就治，人工肺是不考虑了，家里支持不起。

这点我预料到了，没有多少家庭能负担这么高昂的费用。

但事实上，这种重症心肌炎是有指征可用的，因为只要渡过心力衰竭、呼吸衰竭这个难关，后期心脏是有可能完全恢复的。

但我不可能强力推荐他们选择人工肺，因为这个方法也不是万能的。万一患者用了仍然没救回来呢？

人工肺不是针对病因的，仅仅是对症支持治疗而已，用了它能够让患者的心脏、肺喘口气，最终能不能好，还是取决于心肌炎症能不能恢复。

幸运的是，上了升压药后，患者血压逐渐好转了。

4

一整晚我都担心升压药剂量会越用越大，半夜醒来抢救其他患者，才发现她的升压药剂量越来越小了。护士见我忙碌了一天累坏了，所以没叫我。

天亮的时候，患者的血压反而高得驾驭不了了，我们一路调低升压药剂量，后来直接撤掉了药物，她血压还是居高不下。

这么敏感的血压？我纳闷了。

190/100 mm Hg，这是我第一次观察到她有这么高的血压。

急诊科病历里记载的血压都没这么高，为了确认这一点，我还特意给老马打了电话，问他当时情况如何。

他说当时也量了血压，没有发现太大的问题。

"血压太低不好，太低会导致器官组织细胞血液灌注不足，出现缺血缺氧；血压太高也不行，会加重心脏负担，心脏想要顺利把血泵出去就更难了，稍微不注意又会加重心力衰竭。"主任查房的时候说。

我刚想用药物把血压降下去，可药物还没配好，血压就自己降下来了。

这也太魔幻了吧，我想。患者的血管功能太脆弱了，血压忽高忽低，是不是跟我们药物用多了有关？

危重患者有很多治疗矛盾，ICU 医生想要在矛盾中找平衡，有时候是很艰难的。

但没过多久，又观察到患者血压飙到了 180 mmHg（收缩压），伴随心率快至 120 次 / 分，又大汗淋漓。

患者这时候是被镇静了的，并没有明显的情绪波动，不应该有这么剧烈的生命体征变动。我一开始还以为是镇静药没打进去，可能是输液管堵住了或者其他问题，可反复检查了，真没问题。

这就奇怪了。

这患者血压跟坐过山车一样，必定是有问题的，如果不是药物引起的，那就一定是她自己内分泌出了问题，调节血压的激素出了问题。我跟主任说。

主任也翻看了患者的心电监护记录，的确有过几次血压飙高发作。但之前大家都没留意，以为是患者躁动引起的。事实上患者一直被镇静着，人是睡着的状态，除非有异常的疼痛刺激，否则不应该有剧烈的血压、心率波动。

"这让我想到一个内分泌科的疾病。"主任缓缓说道。

"嗜铬细胞瘤？"我先说了出来。

主任点头："有这个可能，这个病不常见，但偶尔会遇到。"

人体肾上腺会分泌很多激素，包括糖皮质激素、盐皮质激素、肾上腺素、去甲肾上腺素等，这些激素会调控人体的内环境并提升血压。

其中肾上腺髓质会分泌儿茶酚胺类激素（肾上腺素、去甲肾上腺素等），若肾上腺髓质长了肿瘤，会导致持续或间断地大量释放儿茶酚胺类激素，引起持续性或者阵发性的高血压及多个器官功能障碍。

人们发现这类肿瘤细胞非常喜欢铬离子，有嗜铬特性，所以把它们称为嗜铬细胞瘤（多数是起源于肾上腺髓质的肿瘤）。

肿瘤分泌大量的儿茶酚胺类激素，会出现血压升高、头痛，甚至引起心力衰竭，出现胸闷、呼吸困难等表现，恰好能解释患者的所有症状。

我越想越激动。

"那低血压呢？低血压也会发生吗？"我问主任。

"严重的心力衰竭本身就会导致低血压、心源性休克，更关键的是，这个肿瘤也可能会分泌一些扩张血管物质，导致低血压。所以患者会有高血压、低血压交替出现的现象。"主任分析。

真是一语惊醒梦中人。

主任让我尽早留患者血、尿标本查儿茶酚胺类激素的含量，如果真的是这个病，那么结果肯定是升高的。同时请内分泌科医生会诊，不管是不是这个病，都请他们看看，多一个人多一个思路。

当天我就留了患者血和尿标本，查儿茶酚胺类激素及其代谢产物香草基扁桃酸（VMA）、甲氧基肾上腺素（MN）、去甲肾上腺素（NA）浓度。

但结果没那么快出来。

我迫不及待告诉家属，有嗜铬细胞瘤的可能性。

事实上我应该再忍忍，等到结果出来了再跟家属沟通会更好。

但是患者在 ICU 住的时间已经不短了，一直以来都没什么好消息，每次都是跟他们说病情又重了之类的话，我自己都觉得灰暗，别说他们了。

所以有了这个新的线索，不管正确与否，我都应该告诉他们，让他们在治疗上与我保持同步。

我告诉他们，如果真的是嗜铬细胞瘤，那就一切都有希望了。

因为这是个良性肿瘤，可能长在肾上腺里面，只要手术切掉这个肿瘤，掐掉多余激素的释放，患者的血压、内环境等都会好起来，也不会再有心力衰竭的表现。

患者父母将信将疑。

第二天，血和尿的检查结果都回来了，我兴奋得差点跳起来。

结果显示 VMA、MN、NA 均明显升高，这跟教科书上说的一模一样，是个非常典型的病例。

这些指标升高，意味着患者体内真的有过多的儿茶酚胺类激素。

这些激素是怎么来的呢？应该是患者体内自己分泌出来的。

而根据经验，最常见的原因就是肾上腺髓质长了瘤子，即嗜铬细胞瘤。

我们把内分泌科医生、心内科医生都请了过来，大家评估了情况，觉得诊断为嗜铬细胞瘤的可能性很大。

但目前还不足以做出诊断，因为我们仅仅是看到激素水平升高而已，还没有找到真正的"凶手"。

肿瘤在哪里？如果能找到确切的肾上腺髓质肿瘤，那就板上钉钉了。

要推出去做 CT，这是大家商量后的决策。

虽然患者目前还用着呼吸机，血压还不稳定，推出去做检查的风险系数很高，搞不好路上一个颠簸患者血压就飙了或者垮了，但 CT 检查是势在必行的。

不管是从诊断角度还是治疗角度，都必须推出去做 CT。

我跟家属说，只有找到确切的肿瘤才能明确诊断，也才能为后续的手术做准备。

患者父母问我，转运安不安全，之前不是说转运会促进死亡吗？

他们把我说过的话记得牢牢的。

我只好解释，之前不让转运，因为那是转院，转院需要折腾更多时间，路程也更长，当然风险也更高。

但现在我们只是推出去做个 CT 而已，路上时间顶多也就十几分钟，风险的确是有，但应该可以承受。万一路上出意外了，在医院里面抢救也方便。

经过劝说，他们同意推出去做检查。

我盯着患者的心电监护仪，让护士多准备几支升压药，拿好抢救药箱，还特意多带了一个规培医生，四五个人一起推着床，奔向CT室。

做的是增强CT。

结果很快出来了，提示右肾上腺区占位病变，考虑为肿瘤性病变。

至此，患者的病情总算水落石出。

5

就是这个右侧肾上腺肿瘤病变惹的祸，使相关激素分泌异常增多，从而导致血压紊乱，并且出现头痛、胸闷、气促等症状。

得知明确了诊断，患者父母喜极而泣，男朋友也不见了往日的愁容。

治疗上先用药物控制了一段时间，按照内分泌科医生的建议，用一种 α 受体拮抗剂——哌唑嗪 1.5 mg，每天 3 次鼻饲。

这个药能够阻断那些激素对血管的作用，不至于导致血压飙得太高。只要血压保持稳定，就不会反复出现心力衰竭、呼吸困难等。

很快，患者情况有所恢复，血压稳定，呼吸氧合有所改善，人也清醒了，便逐步脱了呼吸机，拔除气管导管。

这算是过了第一关。

接下来才是最关键的。

泌尿外科医生来了，评估了患者情况，反复看了 CT 片子，揣酌着应该怎么样才能更好地、完整地把肾上腺的这个肿瘤切掉，既不能切过头了，也不能留一部分。

泌尿外科医生说，这种嗜铬细胞瘤切除术风险挺高的，术中一碰到瘤子，就可能导致激素分泌猛然增多，引起血压飙升，甚至脑血管破裂出血。

如果术中情况不复杂，切掉瘤子就可以了，如果术中情况复杂，瘤子跟肾上腺粘连难解难分，可能就得把肾上腺都切了。如果连肾脏都分解不清，可能连肾脏都要切掉。

什么情况都有可能发生。

要让家属理解这个风险才能做手术，泌尿外科医生反复强调这点。

大家都不愿意出事，医生更不愿意出事，但万一出了事，家属不能找他，泌尿外科医生说。

家属最终同意，并且签了字，理解术中可能出现的所有意外，愿意自己承担风险，与医生无关。

现在患者已经清醒了，而且生命体征稳定，家属对我们的信任更多了。

在做好充分准备后，泌尿外科医生上台了，进行右侧肾上腺肿物切除术。

切出来的瘤子跟鸡蛋差不多大，而且边界清楚。

总体来说，有惊无险。瘤子切干净了，没动到肾上腺，也没动到肾脏，可以说是清理了敌人，没明显伤到自己。

术后患者血压基本维持正常水平，也不再有头痛发生了。

老马得知情况后，说当时送进呼吸内科时就有些犹豫，但一时半会儿找不出更多的证据，总不能直接送内分泌科吧。当时血压的确不是太高。

嗜铬细胞瘤这个病，肿瘤分泌激素也可能是一阵一阵的，所以患者的血压高也可能是反复的，在老马手上的时候，可能血压刚好不高，所以没往那方面考虑。

头痛发热，什么情况得赶快去医院？

头痛都有哪些原因？什么情况要去医院？

头痛的原因非常多，最常见的是普通感冒引起的头痛，这是急性的。

慢性头痛有偏头痛、丛集性头痛等，可能持续几个月、几年甚至十几年。这种慢性头痛必须去医院看，颅脑 CT 也是要做的，以排除颅脑肿瘤的可能。

而急性头痛，如果只有几天时间，不算太严重的，可以自己吃点布洛芬等止痛药；但如果头痛剧烈，尤其是伴随呕吐的，就必须上医院了。

经常出汗是大问题吗？需要就诊吗？

普通人一般只有运动、紧张等情况下才会出汗，如果平时安静状态下也出汗，尤其是夜间出汗多的朋友，一定要警惕，可能有一些慢性感染性疾病，比如肺结核。

如果出汗很多，并且心率快，人烦躁，就要警惕甲亢或者本书所写的嗜铬细胞瘤等内分泌方面的疾病，要去内分泌科进行检查。

病重的时候要不要去 ICU？

这是个大问题，一般年轻的患者突发疾病，如果不是恶性肿瘤晚期，都可以在 ICU 得到帮助。

ICU 能够守护患者生命体征，为病因治疗争取时间。费用虽高，但是多数都可以入医保，只有少数自费药需要自己掏腰包。

　　如果患的是慢性疾病，并且已经是终末期，就不是很有必要进 ICU 了，因为治疗本身也有一定痛苦，随时会人财两空。

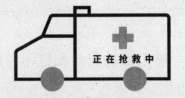

正在抢救中

第 二 章

被扣掉的奖金和扛不住的血糖

无数经验教训告诉我们，有难度的患者，不要一个人扛，出问题会害了患者，也会害了自己。

1

我曾在急诊科遇到这样一个年轻患者，是个 27 岁的快递小哥，喝了杯奶茶后上吐下泻，情况非常不好。

傍晚在急诊科见到他的时候，我吃了一惊，因为他下午才从这里离开。

下午第一次来的时候，他双手捂着肚子，眉头紧皱，说肚子痛（腹痛），看起来非常难受，但还一个劲儿问我能不能给打个止痛针和止吐针，打完好回去继续上班。

送快递耽误时间是要被扣奖金的。

给他简单检查了腹部后，我开了单，告诉他先抽点血，然后做个腹部 B 超和心电图，没事了就打针拿药。

他不乐意了，说就这么点事情，还要做这么多检查啊，不做行不行？

看得出他有些抵触。我们急诊科医生是会察言观色的。

面前这个年轻人经济能力肯定一般，在急诊科做这些检查少说也要花几百块钱，他估计是心疼钱。也不排除他真的是一刻也不想留在这里，得赶紧回去上班，怕被扣钱。

我都明白，也很同情他。但程序不能出错，一个腹痛的年轻人，可能性太多了。

我把我的担忧告诉了他。

他支支吾吾，问我大概得多少钱，他没有医保，不好报销。

"快递员一天能赚多少钱？"我问他。

"几百块钱是有的。"他如实回答我。

这样算下来，可能这些检查要花费一天的工资。但如果不处理好，多拖几天病情变化了，可能更加不划算，甚至要花几个月的收入了。

我试图说服他做检查，弄清楚后再用药。

他不为所动，坚持说打止痛针和止吐针就好了。

后来，这个年轻人急匆匆在不同意检查的同意书上签了字，拿着我开的单子就去缴费打针了。

我看完另外几个患者后，路过输液室，想去看看他打了针好点没有，护士告诉我他打完针就离开了。

我隐隐觉得有点不妥。

但急诊科实在太忙，后面我又处理了几个棘手的危重患者，很快就忘了这个年轻人。

2

而傍晚时分，他再次出现在我的诊室，这次陪他来的还有他的一个同事。

我重新检查了他的肚子，总体上还是软的，但压痛似乎明显了一些，尤其是肚脐周围；右下腹、右上腹似乎都没有明显的压痛。

这应该不是急性胃肠炎，一般的胃肠炎不会痛一天，而且用了胃复安和消旋山莨菪碱没效。

这下我不能再心软了，说必须检查，而且要留在急诊室观察，不能再回去了。

肚子痛不一定是小问题，如果里面有器官穿孔或者化脓，随时可能出现感染性休克，小命不保。

我并不是恐吓他。

好说歹说，他终于同意做检查。

我说要做腹部 CT，他跟我讨价还价，说做个 B 超就好了。

他说："你之前不是说做 B 超嘛，我问过了，一个 CT 的费用顶上 5 个 B 超了。"

B 超虽然没有 CT 看得准确，但好过没有。一般的阑尾炎、胰腺炎、胆囊结石、肾结石等，B 超是能检查出来的，而且的确比 CT 便宜很多。

"还要抽血。"我说。

他大概知道逃不过抽血这关，也就同意了。有谁来看病不抽血的吗？估计很少。

他同事搀扶着他去缴费、抽血、做检查。

检查结果出来了，肚子没看到明显问题。

肝、胆、胰、脾都是正常的，阑尾也没有增粗脓肿等迹象。

奇了怪了。

但他的确是腹部痛得紧，额头上都出汗了。

我跟他说，腹部 B 超没看到问题，不代表就不是肚子的问题。如果是肚子里面的血管被堵住了，组织会缺血坏死，会有剧烈腹痛和呕吐，但如果不是非常严重，B 超是看不出来的。

"为什么血管会堵住呢？"他问我。

最常见的是血栓脱落引起的。

血栓最常见的是从心脏来的，和心肌梗死一样；如果是肠系膜动脉栓塞引起的梗死，也会有剧烈腹痛、呕吐，还会有便血。

我再一次仔细听诊他的心脏，希望能发现点什么。

可是他的心脏除了跳动快一些外，没有任何的杂音和异常心音。

"如果要进一步确认，就只能做心脏彩超了。"我跟他说。

还有，腹部可能还需要做个 CT，而且要做增强 CT，要注射造影剂，这样能看得更清晰，能看清楚到底有没有腹部血管被堵住。

前后加起来，可能得花 1000 ~ 2000 块钱。

他脸色更难看了，一半是痛的，一半是怕花钱。

我计划着先给他换个止痛药，换成一种解除胃肠道痉挛的药物——间苯三酚注射液，这个药偏贵一点。然后准备请外科医生下来会诊，多一个人看或许多个思路，同时也是为自己分担责任。

无数经验教训告诉我们，有难度的患者，不要一个人扛，出问题会害了患者，也会害了自己。

同时，我怕他花了钱后依然找不到问题，所以提前跟他说好，即便是做了这些检查，也未必能准确判断是什么疾病引起的腹痛和呕吐。

说不定到头来还是个胃肠炎呢，或者是糖尿病，糖尿病也会有腹痛、呕吐的。

3

"我没有糖尿病，我们全家都没有糖尿病的。"他说。

"那你平时有没有容易口渴、喝水多、尿多这些表现？"我问他。

"干咱们送快递这一行的，哪个人不是喝水多啊，这也不能说明什么吧。"他忍着疼痛回答我。

他说得有道理，我们就不要猜测了，一切等客观的检验结果。

他思索了一下，说先换药物吧，先换个止痛药，看能不能好，如果能好就不用做检查了嘛。

"不诊断清楚乱用药是有风险的。"我提醒他。

他一时又没有了主意，用家乡话跟同事简单商量了下。

我听不懂他们说什么，反正简短地沟通后，他像做了一个很大的决定，说好吧，那就先做CT。

就在这时，规培医生拿着化验单进来，说抽血结果出来了，患者血糖很高，41 mmol/L。

"多少？"我不敢相信。

他重复了一遍："静脉血糖41 mmol/L。"

患者自己也听到了，问我这个血糖正常吗？

我说这个肯定不正常啊，正常人测随机血糖不应该超过11.1 mmol/L，超过这个值就是高血糖了。

他赶紧说，刚刚在公司喝了一杯奶茶，会不会跟这个有关。

"为什么要喝奶茶？"我问他。

他跟我说，因为呕吐，没吃东西，头有点晕，刚好同事去买奶茶，他也买了一杯，补充点糖分和能量。

他们平时干体力活都会喝这个的。

糟糕得很，这么高的血糖还喝奶茶，奶茶肯定糖分很高，这算火上浇油了。

闲话先不说了，我让他进了抢救室。

怕他有思想负担，我跟他解释进抢救室不意味着要抢救，只是说有张床给你躺一下，可以监护。老实说，我有点可怜和心疼眼前这个患者，他怕花钱，我能理解。普通人一看到抢救室就畏缩了，我不能让他抵触抢救室，因为待在外面真的不安全，为了让他同意住抢救室，只能多安慰他。

安置好他后，我告诉他，很可能是糖尿病。

这么高的血糖，除了糖尿病，没有其他疾病能解释。而且已经发生了严重的糖尿病并发症，很可能是糖尿病酮症酸中毒。

我告诉他，糖尿病酮症酸中毒除了会引起乏力、恶心、呕吐、口干、缺水外，还有少数情况会有腹痛，剧烈的腹痛，就像你现在这个样子。

他听不懂我说什么，但估计糖尿病三个字听懂了。

我内心无比懊恼，应该更早一些发现端倪才对。

4

他的皮肤是比较干燥的，这次来皮肤明显比上一次更干了，口唇也是干的，这明显是失水的表现。

可我先入为主——他是送快递的，快递员风吹日晒的，缺水不是很正常吗？但陪同来的同事就没有他失水厉害，所以还是他本身的问题。

"你今天无论如何也不能回去了，必须住院，如果不及时处理，糖尿病并发症是可能致命的。"我非常认真地告诉他。

为了进一步弄清楚是不是糖尿病酮症酸中毒，我让护士给他重新留了血，查血酮体、血气分析，还留了尿，查尿酮体、尿糖、尿常规，并且做好用胰岛素的准备。

他尿非常多，所以留尿很简单，说留马上就留了。

这更加印证了我的想法，糖尿病患者本身就是喝得多、尿得多、吃得多，但体重减少，这叫"三多一少"，是很典型的表现。

他有点不知所措，呆坐在抢救床上，呼吸稍微有点急促。

化验结果陆续出来了。

确认了，他就是糖尿病急性并发症——酮症酸中毒。

我告诉他，有个好消息，CT 和心脏彩超不用做了；同时还有个坏消息，他是糖尿病酮症酸中毒，这个病可能会很严重。

他还是不相信自己有糖尿病。

自己这么年轻，怎么可能有糖尿病呢？糖尿病不都是中老年人得的吗？

糖尿病有好几个类型，常见的有两类，一类叫 1 型糖尿病，一类叫 2 型糖尿病。大家见得最多的是 2 型糖尿病，多发生在中老年人身上。而 1 型糖尿病就喜欢发生在儿童、青少年、青年身上。

这位快递小哥可能就是 1 型糖尿病。

2 型糖尿病是因为胰腺出了问题，胰岛素分泌不足或者胰岛素不敏感了，导致血糖升高。

而 1 型糖尿病是胰岛细胞不分泌胰岛素了，身体严重缺乏胰岛素，所以血糖升高，治疗上只能打胰岛素，吃降糖药没用。

他蒙了，从来没想过自己会得糖尿病。

"那这个什么中毒又是什么？"他问我，"好端端怎么中毒了呢？"

酮症酸中毒是糖尿病最常见的急性并发症。

一些糖尿病患者不注意控制血糖，或者根本不知道自己有糖尿病，胡乱饮食，就可能导致糖尿病急性加重，血糖飙得很高（往往超过 35 mmol/L）。

身体缺乏胰岛素，就无法利用葡萄糖，但身体需要能量啊，能量怎么来呢？

葡萄糖用不了了，那就用脂肪，脂肪分解增加，就会导致酮体生成增多，还会导致酸中毒。

如果病情进一步进展，患者会出现意识障碍，也就是昏迷。

我试图用通俗易懂的话解释给他听，无奈时间太短，他没有思想准备，还是接受不了。

"你这么高的血糖，尿量肯定很多，尿多了也会丢失水分，所以更加口渴缺水。"我说。

他缓缓点头，说这两个月来的确尿量很多，平时都没夜尿的，这段时间一个晚上能起床 3 ~ 4 次，而且每次尿量都很多。

"住院吧，进一步检查和治疗，否则病情加重，可能会出现呼吸衰竭、昏迷甚至死亡。"

我把最坏的结局抛在他眼前，希望他配合治疗。

他有些为难，问，如果住院的话，两三天能不能解决问题？

我说这个很难讲，但没个十天八天恐怕不行。

首先他要调整好内环境，然后还要控制好血糖，医生还要教会他用胰岛素，这可能要伴随终身了。

"真的要用胰岛素吗？"他问我，"吃药不行吗？"

我感觉他都快要哭了。

一个这么年轻的男孩子，突然之间受到如此巨大的冲击。

对于糖尿病酮症酸中毒的患者，抢救最关键的两点，一是大量补液，尽快补充丢失的水分；另外就是使用静脉胰岛素，迅速降低过高的血糖。

我快速联系了内分泌科医生，让他们过来会诊，并且把他收入院。

内分泌科医生听说有个糖尿病酮症酸中毒的患者，马不停蹄赶了过来。

大家都知道这是急症，甚至是危重症，耽误不得。

5

了解病情后，内分泌科医生同意糖尿病酮症酸中毒诊断，而且也说应该是 1 型糖尿病。建议住院进一步检查和治疗，尤其是要完善胰岛功能方面的检查。

内分泌科医生安慰他，说糖尿病最常见的是 2 型的，我们国家差不多有 1 亿糖尿病患者，其中 90% ~ 95% 都是 2 型的，1 型只占 5%。

但即便是这样，人数也不少了，很多人跟你一样。绝大多数人都长期依赖胰岛素注射，只要护理得好，工作、生活都没影响的。

但这些话显然没能完全打消他的顾虑。

此时他腹痛似乎缓解了一些，跟同事简单交流了几句，然后打了个电话。

他说的估计是家乡话，我听不懂。挂了电话后，他低声跟我说，先出院吧，暂时不住院，以后再说。

我很讶异——这可不是闹着玩的。

内分泌科医生也再三劝说，他还是坚持不住院，说在急诊科吊吊针，等好一点就回家，回老家吃药。

内分泌科医生见劝说无效，就回去了，临走前给我留下一句话：空一张床给他，随时来都行。

我无奈了，说："糖尿病酮症酸中毒是很凶险的，不单是肚子痛、呕吐而已，你现在很多指标都不理想，需要积极治疗，搞不好会出人命的。"

他态度坚决，说在这里再吊几瓶水，好一点就先回家。

几个护士听到他要出院，也都劝他：这可不是普通的能自己好的胃肠炎，这是会要命的病。

大家见他年轻，都想拉他一把。

"就这样回家，后果不堪设想。"我没好气地说了一句。其实我想对他破口大骂的，但又怕会得罪他，让他更加抵触这里，更加想回家，那就更加没机会了。有哪个医生不想自己的患者好呢？

搞什么嘛，大家围着他转了一个晚上，到头来他还是要回家。

但他意已决。

"回吧回吧，签好字就行，后果自负。"我实在没辙了，加上患者多，实在不能只盯着他。

我大概算了一下，前后 2 小时给他补充了 4 瓶 500 mL 的液体，总共有 2000 mL 了，感觉他总体状况稍有好转，毕竟缺水得到了初步纠正，但这应该是远远不够的。

接下来的 1 ~ 2 天还需要继续补液，他要是能喝也行，但是他胃口奇差，而且一喝水就可能呕吐，没办法通过胃肠道补液，只能通过静脉补液。

此外，复查了指尖血糖，还有 38 mmol/L，虽然稍微低了一点，但肯定没过危险期。

这种患者，我从来没放过回家的。

"你为什么不住院呢？是怕花钱多，还是不相信我们？是家里有'祖传秘方'能治好你的糖尿病，还是说你觉得年轻能扛？"

我试图了解他的真实想法，说实在的，真不忍心看他就这样回去了。

"费用好说，能省的可以省，病还是要治的。"我试图给他一点承诺。

他没直接回复我，只是说暂时不住院，先回去了。

我觉得有些悲凉，吩咐规培医生看好他，输完这两瓶液体，再测个血糖，签好字，想回去就回去吧。签字要写清楚：反复劝说无效，主动要求出院，后果自负。

没过多久，规培医生找到我，说患者已经签好字回去了，也结账了。

我心里有种莫名的失落感。我多么渴望他能熬过这一关。

6

急诊科永远那么忙碌，不分白天黑夜。

我这个班是 24 小时班，从早忙到晚。

凌晨 4 点，护士喊我，说新来了患者需要抢救，规培医生已经接入抢救室了。

我让眼前腹痛的女性患者稍等，然后抽身去了抢救室。

患者已经被架上抢救床，看样子已经昏迷了。

几个护士手脚麻利地接上了心电监护仪，测量血压，开通静脉通道。

家属在门口，很眼熟。

我心里咯噔一下，这不就是那个年轻糖尿病患者的同事嘛。

出事了。

这在我意料之内，却真不希望被我猜中。

"医生，救救他，他回家后又呕吐了，然后叫不醒了。"同事神色慌张，满头大汗。

我没理这个同事，大踏步赶到患者床前，果然，就是他。

这是他第三次出现在我眼前了，不同的是，这次昏迷了，而且呼吸更急促了。

"立即给他测个血糖，"我吩咐护士，"同时查个动脉血气。再给他挂两瓶 500 mL 的平衡盐，准备好胰岛素，他需要用胰岛素。"

护士动作很快，血糖出来了。43 mmol/L！护士大声跟我报告。

估计她也被这个血糖吓坏了。

几个护士夸我厉害：患者还没怎么看就知道要用胰岛素了，果然是眼光毒辣啊。

我怎么没看他呢，我看了他一天了。倒是护士她们交班换了一拨人，所以她们几个没见过他。

他是 1 型糖尿病酮症酸中毒，上半夜我让他住院，他不肯，要回家，这下可好了，直接昏迷了，估计加重了。

"这回内分泌科去不成了，去 ICU 吧，"我说，"万一要上呼吸机呢。"

患者现在呼吸急促，估计是酸中毒加重了，体内积聚了太多的酸性代谢产物，要通过呼吸把它们排出去，所以呼吸会显得深大，这是一种自我保护的生理机制。但如果不及时纠正他体内紊乱的内环境，这种保护机制是有限度的，迟早会出人命。

"回去发生什么事了？"我问他同事。

同事跟我说了情况，原来这个同事是患者的堂哥。得知患者有糖尿病后，老家亲戚说他们认识一个人有药可以治糖尿病，不让在医院治疗，说医院花费高，而且要打胰岛素。

"胰岛素一打就是一辈子，就跟毒品一样。"

本来约好了明天一大早就赶火车回老家的，没想到现在就扛不住了，所以赶紧来了医院。

我真想抽那个亲戚两巴掌。

那种极其愚昧的想法，差点就让这个年轻人丧命了。

糖尿病目前是全世界的难题，没有谁敢说能治愈它，尤其是 1 型糖尿病，目前认为是需要胰岛素治疗的。

胰岛素是补充进入，体内缺乏胰岛素，那就补充胰岛素，这跟吸毒完全是两码事。就好比肚子饿了要吃饭，你长期要吃饭，能说吃饭跟吸毒是一样的吗？

患者堂哥吓坏了，问我怎么办。

我说想活命的话，就得听我的。

前两次患者还是清醒的，感觉不严重，这回可好了，直接瘫在抢救床上，他意识到了生命危险，所以一个劲儿地说都听我的。

"ICU 去不去？"我问。

ICU 费用更高，一天可能就要花费几千甚至上万元。

他眼睛瞪大了，但很快就下了决心："不管怎样，人总是要救的，该怎么做就怎么做吧，我马上联系我叔和我婶（患者的父母）。"

我把 ICU 的医生喊下来，也叫了内分泌科的医生，大家斟酌到底是去 ICU 好还是去内分泌科好。

按理说这个糖尿病并发症还是属于内分泌疾病范畴，但患者现在是疾病危重阶段，半夜三更的，万一出现呼吸衰竭或者其他器官功能衰竭，又怕内分泌科搞不定，所以还是先去 ICU 更安全。

ICU 医生也不推辞，说进去补两天液体，用两天胰岛素，等患者内环境稳定了，醒了，就早点转出来，回到内分泌科继续调整血糖治疗。

如果中途病情加重，呼吸不好，该上呼吸机就上呼吸机，这个费用省不了。

就这么定了。

内分泌科医生临走前说，如果患者之前愿意去内分泌科，就不会有现在这事了，可能也就不用去 ICU 了。

这么折腾一回，到头来真的是赔了夫人又折兵，何苦。

7

患者被推进 ICU 的时候，人还没醒，但经过快速补液、使用胰岛素之后，生命体征总体是稳定的，走之前复测的血糖为 36 mmol/L，比来的时候降了一点。

第二天下午，患者就慢慢醒过来了。

据说他得知自己在 ICU 后，整个人都感觉不好了，吵着要出ICU，要回家。

ICU 的医生跟他解释，这时候回家恐怕又得前功尽弃，危及生命。

没过多久，他父母从老家赶过来了。他们昨晚接到侄子（患者堂哥）电话，天还没亮就买了火车票过来。

ICU 医生先给两个老人做思想工作："糖尿病这东西不是疑难杂症，是可以治疗的，虽然不能治愈，但可以控制，不要胡乱用什么偏方，下次如果又酮症酸中毒就不一定有这次运气好了。"

两个老人也想不明白，儿子平时都很健康，怎么就患上糖尿病了呢？听说可能要终身使用胰岛素，他们还是害怕得要命。

第三天早上，患者情况相对稳定，就转去了内分泌科。

经过完善相关检查，明确是 1 型糖尿病诊断。

后来患者堂哥过来急诊科找我，说感谢我，如果不是我，他堂弟可能就没命了。

他已经跟其他朋友打听过了，大家都说这种糖尿病（1 型糖尿病）是需要接受胰岛素治疗的，堂弟也接受了这个事实。

我说如果当初听我的话，一来就抽血做检查，可能就没后面这些事了。

糖尿病也不是绝症，酮症酸中毒这个并发症也不是绝症，只要及早发现、及早治疗，很少人会因此死掉。但如果听信那些乱七八糟的治疗，那就难说了。

另外，以后奶茶不能喝了，里面糖分太高，不利于病情控制，喝多了还可能诱发酮症酸中毒。

钱没了可以再赚，他还那么年轻，命要是丢了，父母白发人送黑发人，那才是悲剧。

但话说回来，一开始患者是腹痛、呕吐，我并没有考虑到糖尿病酮症酸中毒，毕竟这个可能性比较低。

我首先考虑的是腹腔的问题，也做了相关检查，但没发现异常。

这时就要警惕了，就要考虑少见的情况，必要的辅助检查相当重要。

1型糖尿病在儿童、青年中多见，是因为免疫、基因或者病毒感染等因素破坏了胰岛细胞，导致胰岛细胞罢工了，没办法分泌胰岛素，所以要长期接受胰岛素治疗。

很多患者可能会抱怨命运不公——为什么我这么好的人会患上这么差的疾病。

我只能安慰他们说，既来之则安之吧，幸运的是我们现在有胰岛素可以用。要在没有胰岛素的几十年前，确诊1型糖尿病就基本等同于判了死刑。

后来患者出院了，据说出院时带了胰岛素泵。

希望他一切安好，也希望所有糖尿病患者都能学习相关知识，控制好自己的血糖，调整生活方式，过上健康的生活。

糖尿病是怎么一回事？如何预防？

糖尿病是什么疾病？有哪些症状？是什么导致的？

糖尿病是一种由多种病因引起的疾病。

糖尿病的特征是慢性高血糖，血糖高是胰岛素分泌减少或者胰岛素不敏感导致的，因为胰岛素是人体唯一能够降低血糖的激素。

长期高血糖会引起一系列生理病理改变，最终可能导致眼睛、肾脏、神经、心脏、血管等的功能障碍。

糖尿病分几个类型，最常见的就是 2 型糖尿病和 1 型糖尿病。

2 型糖尿病最多见，也是大家常提到的糖尿病，常见于中老年人，发病原因以胰岛素抵抗为主，也有少部分是胰岛素分泌不足。

而 1 型糖尿病相对少见，多见于儿童和年轻人，发病原因是胰岛素分泌不足甚至完全不分泌了，治疗就需要终身补充胰岛素。

喝奶茶容易导致糖尿病吗？

糖尿病的发病跟很多因素有关，现在也没有完全搞清楚，可能跟遗传、环境等有关。

喝奶茶本身不会导致糖尿病，但是喝奶茶，尤其是长期大量喝奶茶，就非常容易诱发糖尿病并发症。

什么意思？就是说患者本身有糖尿病，但是没有发现，不知道自己有糖尿病，这时候喝了大量奶茶，可能会造成短期内血糖剧烈升高，从而出现严重的急性并发症，比如书中提到的糖尿病酮症酸中毒，还有糖尿病非酮症高渗性昏迷等。

糖尿病患者不能喝奶茶，因为奶茶糖分很高，容易造成血糖波动，不利于血糖控制。

得了糖尿病如何治疗？

糖尿病的治疗，比较经典的是"5 驾马车理论"，包括饮食控制、运动疗法、药物治疗、血糖监测、糖尿病知识教育。

无论是对 1 型还是 2 型糖尿病患者，饮食控制是最重要的治疗措施，它贯穿于整个糖尿病的治疗过程，是糖尿病综合治疗的基础。

没有正确的饮食方案，服用再多的药物，注射再多的胰岛素，血糖控制都不会满意。

此外，1 型糖尿病患者需要终身注射胰岛素，不要抵触。

同时，糖尿病患者也要接受糖尿病知识教育，自己多掌握相关知识，才能主动参与到疾病的控制中来，才能更好地控制血糖，避免并发症的发生。

红烧鸽子与冰激凌的代价

这都是概率问题，具体到一个患者身上就不是那么一回事。

1

这里要讲的这个患者的特殊性在于，在急诊科待了这么多年，我也没想到，这么年轻的一个人，因为肚子痛，发起病来这么可怕。

这个女性患者，一开始以为是普通的急性胃肠炎，来急诊科拿了点药就坚持回家了，半夜病情突然加重，被 120 车紧急接了回来。

我也没想到病情进展会如此之快，随时可能进一步加重，发生昏迷甚至死亡。

真是怕什么来什么，我差点被打得毫无还手之力。

患者是个 29 岁的年轻女性，上班族，那天晚上因为腹痛挂的急诊。

陪她来的是她老公，两人刚结婚，还没有孩子。

女性患者腹痛，永远是急诊科医生的噩梦，因为涉及的疾病太多了。

她痛得难以忍受，也比较紧张，说傍晚就吃了半只红烧鸽子，然后肚子就隐隐痛了，后来疼痛越来越厉害，不得不来挂急诊。

来急诊科的路上，她还吐了几次，刚吃的东西基本上全吐出来了。

老公怕她低血糖，还给她准备了葡萄糖水，但喝水也吐。

她太难受了，让我赶紧先给用上止痛针和止吐针。

我仔细问，除了吃了半只红烧鸽子，有没有进食其他肥腻的食物，有没有暴饮暴食等，因为这样容易诱发急性胰腺炎。

她说没有，但平时饮食不规律，有时候为了减肥会故意少吃一餐，饿到不行的时候又会多吃点。

我又问了她的月经情况，她告诉我，月经刚过一周，平时月经都算规律。

那就不太可能是怀孕了，更加不像宫外孕，这个时间点也不像黄体破裂（多数是月经前一周左右出事）。

再考虑到腹痛跟进食有比较明显的关系，我认为像急性胃肠炎，也不排除急性胰腺炎，要抽血化验，再做个 CT 看看。

患者说 CT 辐射比较大，目前他们在备孕阶段，不想冒险。

我告诉她备孕阶段 CT 也不是禁忌，该做还是可以做的，再说现在还没受孕成功，问题不大。

但他们还是觉得保守一些好。

我说那也行，不做 CT 就做个腹部 B 超、妇科 B 超和腹部平片，也能看。

B 超没有辐射，能看有没有急性阑尾炎、胆囊炎、胰腺炎等情况，也能辨别有没有宫外孕、黄体破裂等情况。

腹部平片，也就是我们常说的 X 光检查，辐射量远远小于 CT，也是很安全的。

患者忍着疼痛，很快就把检查做完了，其间拉了一次肚子，她老公还拍了大便的照片给我看，稀烂便，符合胃肠炎表现。

检查结果也马上出来了。幸运的是，肠子没破，胰腺没事，还是急性胃肠炎的可能性高。

患者似懂非懂地点头。

正好这时抽血结果也出来了，患者白细胞计数偏高一点，而血淀粉酶是正常的，这意味着胰腺细胞没有遭到破坏。

这就更加证实了我的推断——患者是普通的急性胃肠炎，不是胰腺炎。

2

"能用止痛针了吗？"患者央求我。

患者由于进食了不干净的油腻食物，很容易引起胃肠道功能紊乱，出现胃肠道痉挛，表现为剧烈腹痛、呕吐、腹泻。

我给她用了一针间苯三酚，这个药专门用于缓解胃肠道痉挛，效果可谓立竿见影。

也不知道是药真的起效迅速还是她的心理作用，半小时不到，她就说疼痛减轻了。

我让她在留观室待一段时间，晚点或者明天再回去，同时准备再给她补点液体，以防呕吐造成水电解质紊乱。

但她坚持要回家，觉得肚子没那么痛了，加上她刚看到抢救室里有几个危重患者，心里不舒服，想快点回去。

我不放心，再三要求晚点回去，多观察一段时间。

她老公也说要再看看，听医生的，但她态度坚决，没得商量。

我看她情况的确好转了，能直起腰说话了，便说那好吧，有不舒服再回来。然后打了张主动出院知情同意书给她签。没办法，既然我劝不住她，只能让她签字了，万一将来出事了，也能证明我再三强调过了，只不过患者不听，我已经尽到了医生的义务。

她看也不看，大笔一挥，名就签好了。

走之前我特意嘱咐她，油腻的不能吃，饮食以清淡为主，如有不适，尽快复诊。

如有不适，尽快复诊，这是医生对患者最后的嘱咐。患者要回家，还签字了，没办法，得尊重患者的决定。毕竟回家也可以观察，只不过效果没有在医院这么好而已，但很多人对医院是有抵触情绪的。回家后如果感到不舒服，尽快来医院，只要不是特别严重的情况，比如短期内大量内出血或者严重的心肌梗死等，一般及时来医院后还有时间救治，不至于酿成大祸。

没想到一语成谶。

3

下半夜她回来了，这次是 120 车接回来的。

她躺在床上，痛得嗷嗷叫，脸色苍白，大汗淋漓。

她老公在一旁急得跟热锅上的蚂蚁似的，一见到我就要我用刚刚那支止痛针（间苯三酚）。

我见势不妙，立即将她转至抢救室。

患者老公结结巴巴地告诉我，回家后本来好一点了，后来忍不住吃了一点冰激凌，然后就这样了，呕吐得也厉害。

我无话可说，都这样了还吃冰激凌，而且还在三更半夜吃冰激凌，这都是什么生活习惯啊。但我只能埋怨她几句，不能骂她，患者已经很痛苦了，如果这时候我还火上浇油，势必会增加她的焦虑感，这也不利于疾病的治疗。

埋怨归埋怨，手上的活不能耽误，几个护士迅速给患者接好了心电监护仪，测量血压、血氧饱和度。

还好，生命体征还是稳定的，就是腹痛厉害，患者蜷缩着身子，痛到话都讲不清了。

出车的医生告诉我，路上已经测过 2 次心电图，除了心率偏高，其余没啥，血糖也是正常的。

这肯定不是胃肠炎。我重新检查了患者的肚子，她不是太配合，压痛很明显，而且似乎硬邦邦的。

这么剧烈的腹痛，可能是胃肠道穿孔，也可能是急性胰腺炎、胆囊坏疽穿孔、阑尾化脓穿孔等。

我大脑迅速分析，但上半夜做了 B 超和腹部平片，没见到明显异常啊。

"医生，要不要再用一次那个止痛药？"患者老公急得都快哭了。

如果诊断不明，就会耽误治疗，为今之计是尽快明确诊断。

我下了决定，推过去，先把胸腹部 CT 扫了再说。

胸腹部 CT 扫一遍，肝胆胰脾、阑尾、结肠、妇科情况等都可以一目了然。

患者这时候忍着疼痛跟我说，除了肚子痛，左侧肩膀和左腰部也痛得厉害，感觉骨头都要痛散架了，是不是快要不行了，刚说完，又一下子呕了出来。

其实没呕出什么东西，估计之前都呕光了，出来的是一点水而已。

再这么呕下去，还真可能把胆汁都呕出来；另外，我更担心剧烈呕吐会造成贲门撕裂出血，那就棘手了。

止痛和止呕都是当务之急。

我让护士先尽快给她用一支间苯三酚注射液，止了痛后再做 CT 会顺利一点，否则这样子也没办法安稳地做 CT。

再给她用一支罗痛定。两个药双管齐下，希望能迅速压住疼痛。

一般来说，诊断不明的患者不大好用止痛药，但也分情况，像这样的患者，你不止痛，没办法进行接下来的诊疗工作。

过度疼痛会导致患者焦虑躁狂，甚至可能引起疼痛性休克。

更重要的是，我对她的病情有了新的判断。

4

她刚刚咬着牙告诉我，左肩膀、左腰、背部都痛，这就要高度怀疑是急性胰腺炎了。

胰腺就在我们腹腔左侧，而且位置靠后背。

急性胰腺炎引起的疼痛除了有腹痛，还会牵扯到左侧肩膀和腰背部，有一定的特异性。

一个考虑是急性胰腺炎的患者有剧烈腹痛，我给她先止痛，这不违反诊疗常规。

打了针，我让护士重新抽血化验血淀粉酶及其他常规项目。

上半夜患者查的血淀粉酶是正常的，我自己可能被这个正常的指标蒙蔽了，因为即便是急性胰腺炎，一般也要 2 小时左右才能检测到血淀粉酶的升高。

一个指标由正常到异常是需要一定的反应时间的，我忽略了这点。

我犯了一个很多医生都会犯的错误，以为当时血淀粉酶正常就能排除胰腺炎了。

事实上不是这样的。

无论如何，胸腹部 CT 是要马上做了。

为了安全起见，我带上抢救盒，亲自陪同患者去做 CT。

对于我提出的要做 CT 这件事，患者和她老公没有再反对，他们也意识到了事情的严重性。

如果不做 CT，没办法明确诊断，那就不能进行正确的治疗，接下来的可能就是死亡。

相对于保命，备孕可以忽略不计了。

如果 CT 做出来有胆囊穿孔或者阑尾穿孔，就要马上开腹做手术。

如果是急性胰腺炎，就不是一定要手术，保守治疗也可以。

但胰腺炎也分轻症和重症，轻症胰腺炎一般不会危及生命，而重症胰腺炎，大概会有 20% 的患者熬不住。

我没有刻意强调这个数据，但患者老公显然已经听明白，他本来就担惊受怕，这会儿脸色更难看了。

我们推着患者一路狂奔，车床每次一抖，患者就会疼痛加剧。

好不容易到了 CT 室，我们加急插队直接送进去。

只要扫一眼，就能明确到底是不是急性胰腺炎了。

如果真的是胰腺发炎，那么胰腺会变得肿胀，渗出液明显增多，胰腺结构会混乱不清。

我开始懊恼——一开始就应该坚持做 CT 的，做什么 B 超。B 超可能会被气体干扰看不清楚，做 CT 一步到位多好。

但我又有新的担心了，万一患者不是胰腺炎，不是常见的外科急腹症，而是血管的问题，比如是肠系膜动脉栓塞，那该如何是好？

我要不要接着马上给她做增强 CT 呢？

就在这时，患者的影像片子出来了。

我紧紧盯着屏幕，一帧一帧扫过去，大气不敢出。

影像科医生淡淡说了句，果然是胰腺的问题啊。

我定睛一看，胰腺的确弥漫肿大了，质地不均匀。

这该死的红烧鸽子，该死的冰激凌。我暗骂了一句。

影像科医生告诉我，患者的胰腺似乎有合并少许组织坏死，这可不是好兆头。

做完 CT，我急忙把患者推回抢救室。

患者这时候疼痛似乎稍微轻了一些，说口渴，想喝点水。

我说这时候什么都不能进肚子，明确诊断是急性胰腺炎了，水不能喝，一喝就会刺激消化道，加重病情。

"马上办理住院手续，住消化内科治疗吧。"我跟他们说。

"医生，我老婆这个是轻症还是重症？"患者老公把我拉到一旁问。

我说肯定不是轻症，算是中症或者重症了，要积极配合治疗才行。别想着回家的事情，再回家当心命都保不住，胰腺炎不是闹着玩的。

就在这时，患者抽血结果出来了，血淀粉酶显著升高。

诊断为胰腺炎再也没有疑问。

淀粉酶是胰腺细胞自己分泌的一种消化酶，平时存储在胰腺细胞里。一旦胰腺有炎症，就会释放出大量的消化酶，由于胰腺管充血水肿，或者被石头堵住了，消化酶没办法顺利分泌到肠腔，而是潴留在胰腺内部，只能自己消化自己。

那就一切都乱套了，本来这些精锐部队是用来攻击敌人（消化食物）的，现在倒好，矛头指向自己人，胰腺不被折腾死才怪。

5

"好端端的为什么会得胰腺炎呢？"患者老公百思不得其解。

这跟饮食不规律有一定关系，有些人是大量喝酒诱发，有些人是本身有胆石症，这些都是急性胰腺炎的常见病因。我跟他解释。

但现在不是谈这个的时候，现在迫切的问题是先稳住病情，保住命再说。

我其实挺担心他会怪我，怪我为什么第一次就诊的时候没能及时识别出是急性胰腺炎，而让他们回家了。

但说实话，我也尽力了。虽然我第一次没能及时识别出，但也还是多留了个心眼，让他们留观；也曾经建议做CT，只不过被他们以备孕这个理由拒绝了。

消化内科医生下来了，看了患者情况，同意急性胰腺炎的诊断，考虑还是中症胰腺炎，不算轻也不算很重，暂时不用手术，以保守治疗为主。

最关键的是要禁食、胃肠减压，补充液体，防止休克。同时用上胰液分泌抑制剂，能够减轻胰腺细胞的自我消化。

"大概多久能好？"患者剧痛过后比较虚弱，问了一个她最关心的问题。

"最起码要十天半个月，部分人可能要一个月，说不定，每个人情况不一样，"消化内科医生说，"你现在的胰腺坏掉了，炎症太厉害，需要时间让它好好休整，急不来。"

"另外，一定一定要记得，住院期间，没有医生的允许，绝对不能偷吃任何东西，尤其是冰激凌，那东西脂肪含量很高，急性胰腺炎患者吃它无异于吃砒霜。"消化内科医生痛心疾首地吩咐注意事项。

这句话说得患者跟她老公都很不好意思。第一次出院我就警告过她，饮食以清淡为主，不要油腻，当时我是本着急性胃肠炎的原则建议她的，如果当时知道是胰腺炎，就不光是不能吃油腻的，是任何东西都不能吃，清淡的也不行。

患者决定住院。

消化内科医生先回去准备床位，我这边给她办理入院手续。

但情况似乎有些不妙了。

患者虽然腹痛稍微缓解，但腹胀逐步加重了，跟我说肚子鼓鼓的，压得喘不过气，呼吸变得有些急促。

更让我担心的是，护士这边重新给她测量的血压只有90/50 mmHg了。

真的是怕什么来什么啊。

一个急性胰腺炎患者，如果出现血压低、呼吸急促，那就是有多器官功能障碍了，本来仅仅是胰腺内部的问题，现在炎症可能波及肺部了，而且还影响到循环的稳定（血压低），这是非常不好的状况。

别看患者现在意识还是清醒的，还能跟我们简单对话，但她病情随时可能进一步加重，出现昏迷、休克，甚至死亡。

我的心一下子提到了嗓子眼。

我尽可能把输液的速度调到最快，期望在短时间内注入更大量的液体，快速补充她的血容量，维持住血压，保持脏器组织的血液灌注。

就在我们准备过床的时候，护士发现了另一个重大的问题。

"李医生，你看患者左腰部这里有一块瘀斑，什么时候撞伤了吗？"

她们正懊恼应该更小心谨慎的时候，我说："不怪你们，这是患者胰腺出血的表现。"

话一出口，众人惊愕。

极少数的重症胰腺炎患者会有明显的胰腺出血，血液会逐层渗出，经过肌肉、脂肪、皮肤而被我们看到，就像这个左腰部的瘀斑一样。有个专业名词，叫格雷·特纳征。

她们很惊讶，说刚刚做 CT 的时候都还没有的。

我说："那不奇怪，病情都是在变化进展的。再说，当时可能已经有了，只不过没那么明显，我们没有发现而已。"

患者老公很惊恐，问我这个瘀斑意味着什么。

"意味着患者是重症胰腺炎，都出血了。"

他没再说话。估计他想起了我之前跟他提过的，重症胰腺炎的死亡率高达 20%。

事实上这个数据我还是挑了小的说的，有些研究认为，死亡率会有 30% 甚至更高。

但这都是概率问题，具体到一个患者身上就不是那么一回事。反正我经手的重症胰腺炎患者，差不多就是 20% 的死亡率。

事情很糟糕，但还没跌落到谷底，更糟糕的还在后头。

6

刚过了床，患者就叫不醒了。

护士有点慌乱，连忙复测了一个血压，只有 78/40 mmHg。

我一把摁住床头，说暂时不要转运了，先把血压稳住再说，否则到消化内科又要鸡飞狗跳了。

患者休克了，并且失去了意识。

休克在我意料之中，但没想到来得要快得多。

我让护士继续加大马力灌液体，同时用升压药，并催促药房赶紧把抗生素送过来。

重症胰腺炎往往伴随严重的细菌感染，我们这时候用上强力的抗生素是必要的。

我紧急跟家属沟通，不去消化内科了，要去 ICU。

患者这个状况，只有 ICU 适合她，很有可能需要气管插管上呼吸机，因为肺部被炎症波及了，随后可能会有呼吸衰竭，是死是活只能搏一把。

大概是这个意思。

由于先前有了足够的心理预设，患者老公能接受病情的突然变化，嘴唇颤抖着跟我表态：一定要竭尽全力，不惜一切代价抢救。

估计到现在他也没想到，半只红烧鸽子、一点冰激凌会让他老婆一只脚踏入鬼门关。

如果抢救不得力，后果更加不堪设想。

为了能更大量、快速地补充液体，为了能更加安全地使用各种抢救药品，我需要给患者做颈内静脉穿刺置管术。就是找一根比较粗的静脉（颈内静脉，在脖子这里）打针，放一根导管进入静脉里，这样补液速度能大幅提升，抢救效果也会立竿见影。

本来这个事我想留给 ICU 的同事做的，但现在看起来已经等不及了。

患者病情发展太过迅速，必须当机立断。

我给家属下了病危通知书。

迅速放好颈内静脉导管后，500 mL 一瓶的生理盐水哗啦啦灌入，患者休克了，需要足量的液体才能撑开血管。升压药也用上了。

生死就在一线间。

ICU 医生急匆匆来了，了解情况后跟家属沟通，说患者已经有多器官功能衰竭，源头就是急性重症胰腺炎。这个胰腺炎引发了后续一系列问题，包括呼吸急促、血压不稳定、昏迷等，接下来可能会波及肾脏，会没尿，最终肾功能衰竭。

患者老公听得一愣一愣的，红着眼睛问我们："我只要签字同意就行了对不对？你们会帮我们的，对不对？"

ICU医生说："我们绝对会全力以赴，但你要知道，疾病万千变化，我们不能担保一定能治好。"

"我明白。"他似乎全身都在颤抖。

趁现在患者血压稍微稳定了，我们决定赶紧把她推去ICU。

我把外科医生也喊了下来，本来没打算叫他们的，因为一开始患者并没有手术指征，但现在病情加重了，让外科医生过来看看也好，看需不需要手术。

外科医生看后说情况危急，患者生命体征不稳定，没办法手术。而且患者也不是胆源性胰腺炎，CT没看到有胆结石，手术顶多就是切掉坏死的胰腺组织，但现在风险不是一般的高，得不偿失。

总之就一句话：手术做不得，先保守治疗，看ICU能不能把命保住。

患者老公终于坚持不住了，瘫坐在凳子上，抱头痛哭。

我让他把患者的父母也找过来。

治疗可能是艰苦的过程，一个家属是照顾不过来的。这万一一两天人就不行了，父母再来就晚了。

老实说，我也没想到病情进展会如此之快。我被打得毫无还手之力，几乎都是在被动接招。这么年轻的一个患者，发起胰腺炎来竟然是如此可怕。

ICU医生回去准备床位，我负责转运。

路上我死死盯着心电监护仪，观察患者呼吸，生怕一个意外她心跳就停了，那就真的是无生还可能了。

幸亏运气这回站在了我们这一边。

7

我把患者安然无恙地送入了 ICU 病房。接下来就看 ICU 同事们的表现了。

后来我了解到，当晚患者呼吸变得更加急促，他们直接给她做了气管插管，接上了呼吸机。

液体还是继续补充，第一个 24 小时总共补了将近 7000 mL 的液体。这是什么概念？一个体重 50 kg 的人全身的血液也就 4000 mL 左右。

第二天一大早，他们就给患者上了血液净化治疗。

这个治疗有点像血液透析，大致过程就是把患者血液引出来，清洗干净再回输入患者体内。血液净化治疗能去除一部分炎症因子，有助于患者恢复。

接下来的时间我一直关注着患者的情况。

直到第八天的时候，患者清醒了，顺利脱了呼吸机，拔掉了气管导管，血压也稳定了。

命保住了。

我松了口气，好像是自己从头到尾管着这个患者一样。

她太年轻了，如果就这样没了，我会内疚不已，毕竟是我没有强硬地把她留下来观察。

如果我足够坚持，她应该能更早接受适当的治疗，可能也不会有后面一系列事情了。

半个月后，患者顺利从 ICU 转出，住到消化内科去了。据说她当时体重减轻了 10 kg，我去病房看她的时候差点认不出来，真的是瘦了一大圈。

好端端的一个年轻女性，硬是被病魔折腾到憔悴不已。好在，一切都在慢慢恢复。

在消化内科又住了差不多 2 个星期，患者拔掉了胃管，开始可以慢慢吃点东西了。

患者出院当天，她老公来急诊科找我，满脸胡楂，两只眼睛像大熊猫一样，说感谢我，我们是他们全家的救命恩人。

我调侃他说："以后吃红烧鸽子和冰激凌都要小心点啊，这个代价可不小。"

他点头，怪不好意思，憨憨地笑着。

事实上，当然不能怪那半只红烧鸽子，源头应该是患者平时饮食太不规律了，饥一餐饱一餐，这样容易造成消化功能紊乱，诱发急性胰腺炎也是情理之中了。

但冰激凌就真的是不该吃，不管是急性胃肠炎还是胰腺炎，在发病期间绝对不能吃这种高脂肪又比较寒冷的食物！这会进一步刺激胃肠道，刺激胰腺，导致病情加重。

最后，祝他们备孕成功。

✚ 科 普 小 课 堂

暴饮暴食是胰腺炎的元凶吗？

胰腺炎是什么疾病，可怕吗？

胰腺炎就是胰腺内部的炎症性疾病，胰腺是人体的一个消化器官。由于多种病因（比如胆道疾病、酒精、创伤等）使胰腺内部有炎症，胰腺消化了自己的组织，导致胰腺变得肿胀、出血及坏死，表现为腹痛、腹胀、呕吐等。

这个疾病病情可轻可重，轻症胰腺炎一般很快会康复，而重症胰腺炎死亡率有 20% 甚至更高。换句话说，轻症胰腺炎不可怕，重症胰腺炎可怕。至于是轻是重，要临床医生结合患者表现、辅助检查结果等来综合评估。

胰腺炎跟常见的肚子痛有什么区别？

肚子痛是个很大的概念，凡是腹腔的疾病（甚至很多不是腹腔的疾病）都可能引起肚子痛。肚子痛是大家的口头语，专业词汇应该叫腹痛。腹痛病因很多，常见的有急性胃肠炎、急性阑尾炎、急性胆囊炎、急性肠梗阻、消化性溃疡、胃肠道穿孔、急性胰腺炎等，还有可能是胃肠道肿瘤、血管方面的疾病。

总的来说，胰腺炎仅仅是肚子痛的一个病因而已。如果一个患者有剧烈腹痛、腹胀、呕吐，那么一定要排除急性胰腺炎的可能，同时要考虑其他疾病，这就需要医生综合评估了。

生活中如何预防胰腺炎？

一般我们说预防胰腺炎，指的都是急性胰腺炎。要预防急性胰腺炎，得从病因开始，如胆道疾病（比如胆结石）、酗酒，特别要注意暴饮暴食。因此，要预防急性胰腺炎，一定要积极、及早治疗胆道疾病，还要避免暴饮暴食，不要一次性吃太多太撑，也不要喝太多酒。

如果急诊科来一个腹痛的患者，说刚刚在大鱼大肉、喝酒快活，那么一定要首先考虑急性胰腺炎，因为过多脂肪、高蛋白、酒精摄入都会加重胰腺负担，可能诱发胰腺炎症。

原来是寄生虫

要不是患者及家属对我们充分信任，同意所有的治疗手
段，说不定我们还得多耽误一段时间。

1

这次的这个女性患者，是傍晚刚吃完饭，突然开始肚子痛，并
且拉了一大坨黑色大便，还伴有头晕，整个人感觉很不好。

家里人觉得情况不妙，赶紧送她来急诊科。

患者是位 42 岁的女性，姓黄。

当晚急诊科是老马值班。

老马听说患者有腹痛、解黑便，马上意识到是消化道出血。

这会儿患者还有头晕，说不定是出血太厉害，导致失血性休克
了，要立即安排进入抢救室。

这架势吓了患者及家属一跳。

家属是患者的弟弟，后来得知，姐弟俩很早就失去了父母，弟

弟也是姐姐一手拉扯大的。

现在弟弟在广州结婚生孩子了，孩子没人照顾，姐姐主动从湖北老家赶了过来。

弟弟还告诉老马，他姐姐 2 个月前就有过腹痛，一直让她去看医生都没去。

"这病肯定是耽误出来的。"老马边说边指挥护士给患者接上心电监护仪，开通静脉通道，要开两处通道，以备不时之需。

患者不理解，为什么自己明明是解黑色大便，而医生硬要说自己是消化道出血。

血不是红色的吗，怎么黑色也是血？

老马告诉她："血当然是红色的，但是血液在消化道里面经过分解消化后就成了黑色，拉出来的自然就是黑色大便。"

话音刚落，患者就说不行了，肚子难受又要拉了，还没来得及起床，一大摊黑得发亮的大便已经出来了。

这会儿谁也顾不上体面了，患者脸色苍白，双眼发黑，说头好晕。

老马暗骂了一句，这血出得真是没完没了了。

这边让护士赶紧上补液，尽快补充血容量，同时抽血配血，那边让规培医生赶紧打电话找输血科要血，红细胞、血浆、冷沉淀都要，要多一点。

老马自己则打电话给消化内科，说这里有个消化道大出血的患者，初步估计是上消化道出血，要胃镜检查止血了。

对方说现在正忙，可能要耽误点时间才能下来，老马暴怒："不能等了，患者一刻也等不起！"

患者弟弟再次受到惊吓，嘴唇颤抖，求老马一定要想办法救救他姐姐。

　　堂堂一个一米八的男子汉，眼看就要在老马面前痛哭流涕了。

　　老马问患者知不知道自己的血型是什么，患者摇头，说从来没献过血、没输过血，不知道。

　　心电监护仪显示患者的血压已经有往下掉的趋势，心率也一直往上走，患者已经休克了。

　　老马问患者有没有乙型肝炎、肝硬化等情况，回答说不知道。

　　老马又发牢骚了："怎么你这人都一问三不知的，自己的身体都不爱惜，谁帮你盯着啊！"

　　老马这么问是有道理的。

　　消化道出血最常见的原因有两个：一个是消化道溃疡引起大出血，另一个是肝硬化导致食管－胃底静脉曲张破裂出血。两者都可以通过胃镜来诊断和止血。

　　如果患者既往有肝硬化病史，那么很可能就是食管－胃底静脉曲张破裂出血。

　　这种出血除了可以考虑胃镜下止血，还可以通过放置三腔二囊管来止血。

　　大家可能会问，这是什么操作？

　　简单来说，就是从鼻腔塞入一根导管，通到胃里面去，然后打气，让部分导管充盈起来，压迫周围的血管，从而达到止血的目的。

　　患者肯定是严重的消化道出血，虽然没有呕血，但是便血量非常大，如果不及时止血，随时会因为失血过多而死亡。

　　几袋 500 mL 的液体哗啦啦快速注入患者体内，血压算是暂时稳住了。

　　老马让患者弟弟签了病情危重告知书。

2

患者出这么大量的血，保守估计都有上千毫升了，随时会有生命危险。

"我们接下来要考虑做胃镜止血，而且还要去 ICU 进行重症治疗，ICU 费用很高，同意去吗？"

患者弟弟惊慌失措，红着眼睛说只要是有帮助的治疗，都做。ICU 也去，暂时不考虑费用的问题，无论如何都要想办法救姐姐。

那就好。

为了能够更快速地补液、输血，老马给患者做了颈内静脉穿刺。

颈内静脉是人体内一根很粗的静脉，就在脖子附近，穿刺这根静脉并且置入导管，就好比为战斗机铺设机场、为列车铺设铁路，能快速地补液、输血。

刚操作完，抽血结果出来了，患者血红蛋白只有 67 g/L（成年女性正常值为 110 ~ 150g/L），这是不得了的贫血了，如果止不住血，输再多血都无济于事。但如果输不上血，患者马上会因为缺血缺氧而一命呜呼。

关键时刻，消化内科医生风尘仆仆地赶来。

老马关上门，发牢骚："老兄啊，紧急会诊要 10 分钟必须赶到，你这都 15 分钟了，你们在搞啥呢，我深静脉都给穿好了。"

消化内科医生也很无奈，说病房也有一个大口大口呕血的患者，眼看都不行了，刚刚才送去 ICU，不知道还能不能熬住。

闲话不说，先看患者。

消化内科医生看过后，同意消化道大量出血的诊断，但到底是上消化道出血还是下消化道出血，不好讲。

如果是上消化道（食管、胃、十二指肠）出血，这么大量的出血一般都会有呕血了，不应单纯是便血。

如果是下消化道（小肠、结肠）出血，应该是以红色血便为主，不应该是黑便。

位置不好判断，可以做个胃镜看看。

如果胃镜看到是食管、胃或者十二指肠溃疡出血，那就好办了，直接镜下止血就好。

患者抽血结果看到肝功能是正常的，应该不至于有肝硬化，所以肝硬化引起的食管－胃底静脉曲张破裂出血可能性小，还是首先考虑消化道溃疡可能性大。

患者此刻人还是清醒的，反复跟老马说她胸口闷，心脏跳得很快，感觉心脏都要蹦出来了一样。

"胸口不舒服是肯定的，你现在心率都有 120 次 / 分了（正常 60 ~ 100 次 / 分），"老马安慰她，"输上液体，补点血，慢慢就会好了。"

"等下还要做胃镜止血，常规操作，不用害怕。"老马拍了拍她肩膀，云淡风轻地说了句。

"去你们内镜室止血吗？"老马问消化内科医生。

消化内科医生说："这样的患者，去 ICU 会比较放心，我回去把二线医生喊过来，让他把胃镜推进 ICU，在 ICU 密切监护下做胃镜会更安全。"

也对，要真的去了内镜室，万一胃镜做着做着患者心跳停了，那就糟了。放在 ICU 做，方便抢救。

"赶紧决定，去不去 ICU？"老马催患者弟弟。

"去，当然去。"患者弟弟当即做了决定。

于是老马给我打电话，跟我说了上述情况，问我 ICU 还有没有床，能不能多要一个消化道出血的。

我匆匆忙忙下了急诊科，评估了患者情况，又请示了上级医师，获得同意后赶紧准备床位，把患者接了过来。

幸亏这时血回来了，老马要到 4 个单位的红细胞、800 mL 血浆，冷沉淀没要到。

"快给她输上，以最大耐受速度输进去，同时再跟他们（输血科）掰扯，再要一倍这个量。"老马叮嘱我。

输血科缺血我们理解，但在这节骨眼上，抢都要抢过来，得狠一点。

一边输血一边转运，几个医生和护士小心翼翼推着病床，把患者安全送到了 ICU。

消化内科医生那边已经回去准备内镜了。

对付这种消化道出血、失血性休克的患者，输血、止血两手都要抓，两手都要硬。

消化内科医生推着内镜机子来到床边。

我们商量了一下，还是决定先给患者镇静，把她麻倒了之后气管插管再做胃镜，这样才能确保患者呼吸道是通畅的。否则患者一呕血，随时可能会造成血液反流进入呼吸道，那就是窒息了，会要了患者的命。

"也会要了咱们的命。"我说。

消化内科医生也理解，无痛胃镜本来也是要打麻醉药的，但一般不需要气管插管，因为普通患者没有胃出血、呕血的风险。

而眼前这个患者太特殊了，她现在还在出着血呢，虽然之前都是便血没有呕血，但谁也不能保证下一秒她不会呕血。

患者弟弟也同意气管插管，签了字。

患者当时还是清醒的，有些紧张，心率很快，我安慰了她几句，跟她表示睡一觉醒来胃镜就做好了，不要担心。事实上她是很危险的，但我在她面前没必要说太多负能量的话，以免影响她的情绪，那样的话反而不利于治疗。一些预后不好、病得很重、花费很高之类的话留给家属听吧。

我让患者不用担心后，三两下就把她麻倒了，然后气管插管。

护士告诉我，患者血压往下掉了。

消化内科医生有些担心，说是不是麻醉药量给多了。

血压往下掉是预料之中的。

患者本来就有失血性休克，血压偏低，麻醉之前，血压还能勉强维持，那是因为她极度紧张，交感神经兴奋硬是把血压提了上来而已。

等麻醉药一下去，她整个人松弛了，血压当然得垮。

我们得继续补液扩容、输血，同时我给她用了一点缩血管、提升血压的药物。

很快就把血压提上来了。

大家这才松了一口气。

胃镜顺利进入患者消化道，先经过食管，食管看起来好好的，没有食管静脉曲张的痕迹，患者果然不是肝硬化引起的食管－胃底静脉曲张破裂出血，估计还是胃溃疡或者十二指肠溃疡引起的大出血。

胃镜继续推进，进入胃部，马上就看到有血液堆积，但不算多，冲洗几次镜头就清晰了，继续往下看。

胃里面没看到有溃疡灶，估计不是胃出血。

镜头继续推进，进入十二指肠，马上就遇到一股喷涌而出的血液。

"就是那里了。"消化内科医生低声说了句。

十二指肠球部溃疡，就是这里的溃疡出血，这个太常见了。

反复用清水冲洗几次之后，溃疡灶露出原本面目，一根小动脉仍然在跳动出血。

终于找到出血灶了。

消化内科医生费了九牛二虎之力，给出血血管上了金属钛夹，出血血管偃旗息鼓了。

止住血了。

胜利。

3

我松开了紧攥着的拳头，才发现消化内科医生的后背也湿透了，不知道是热的还是紧张的，可能都有吧。

老马打电话问我，患者稳定了没有。

我说："刚刚做了胃镜止血，真的是十二指肠溃疡出血导致的，观察一个晚上吧，如果明天没啥事，就转消化内科吧。"

没过多久，患者又解了一次黑便，量不少，有 300 ~ 500 mL。

"应该是陈旧性出血了，是在我们止血前出的血，不用担心。"我跟家属解释。

血制品陆续输入患者体内，中途我们复查了一次血红蛋白，数值已经有所升高，意味着患者可能不再有活动性出血了。

我跟患者弟弟解释，患者有十二指肠溃疡，这个病得好好吃药治疗，不能不管，吃药多数都可以控制。

"要手术吗？"他问我。

"以前十二指肠溃疡都是要切掉的，现在多数不用了，先吃药吧，具体的你明天问消化内科医生。"

第二天，患者如期醒过来，生命体征稳定，已经撤掉了升压药，血压、心率还好。

就像坐过山车一样，病情来得急来得重，处理得也快，好得也快。

如果没有一颗强大的心脏，真的会被活活吓死。

患者没有再解黑色大便。我联系了消化内科医生，转了过去。

患者在消化内科住了几天，情况都还行，然后准备出院。

就在出院当天，患者都走到医院门口了，突然一下子人又晕过去了，赶紧就近送到了急诊科。

"怎么回事？"患者弟弟又紧张又不解，"好端端的怎么又会这样啊？该不会是中风了吧，我爸妈就是中风走的。"

他都快哭了。

老马经验丰富，迅速用听诊器听了患者腹部，咕噜噜响，肠鸣音活跃，估计又是该死的消化道出血。

"不是说止住血了吗？怎么还会出血呢？"

患者弟弟的疑问，也是老马的疑问。

"出血怎么会晕倒呢？"患者弟弟不解。

"消化道出血一般表现为呕血、便血、腹痛等，但如果短期内大量快速出血，人体内血容量一下子反应不过来，或者由于神经反馈等其他因素，大脑会马上缺血，所以人会晕倒。等血容量反应过来了，一些预备的血液进入循环，或者神经调节正常了，人可能就醒过来了。"

老马话音刚落，患者就悠悠醒来，非常戏剧化。

心电监护仪显示患者血压还行，但心率偏快。还是老办法，尽快输血、止血，找消化内科，找 ICU。

老马找到我的时候，我刚准备下班，但由于是我经手的患者，还是决定留下来跟进处理。

患者血红蛋白结果出来了，比出院前一天测量的似乎要高一点。

怎么回事？难道不是出血？

"估计还是出血，只不过由于我们采血很迅速，采血那时候可能患者血液还没稀释开来，看不到有血红蛋白变化，复查一个血红蛋白肯定是下降的。"老马斩钉截铁地说。

他相信自己的判断，让护士重新抽了一份血送检验科。

我跟输血科掰扯，要血。

输血科说："患者现在血红蛋白还是不错的，怎么要这么多血啊，这不是浪费嘛，还有很多患者等着要血呢。"

我说："患者这一份血常规的血红蛋白是不算低，但是下一份肯定是低的，患者很快就失血性休克了，不管怎么说，血都要备着。"

输血科也不是犟驴，虽然他们抠，但还是能沟通，答应给我们先来 2 个单位红细胞，备着 2 个单位红细胞。

消化内科医生下来了，看到患者现在生命体征还算稳定，说可以考虑重新做一次胃镜，看看是不是原来那个地方又出血了，还是有新的出血病灶。

但患者不同意，说做胃镜太辛苦了，而且那次气管插管搞得现在嗓子都还痛，问有没有其他办法可以止血。

她弟弟则劝说她听医生的。

我说不管怎样，先上 ICU 吧，视情况决定。

患者这个样子，随时可能再次大出血，如果止不住血那就很被动了。

好说歹说，患者总算同意进入 ICU。

本来我还想着劝说患者做个头颅 CT，彻底排除脑出血的可能，但老马坚持说不用了——患者四肢活动好好的，言语清晰流利，没有任何神经定位体征，不可能是脑出血或者脑梗死，就是消化道出血引起的昏厥。

中途绕道去 CT 室，万一在路上大呕血怎么办？

老马有他的担忧，他吃过这种亏，我能理解。

但消化内科医生建议："还是做一个吧，做了放心。另外，患者腹部到底是什么情况，我们也得给她做个 CT 看看，上一轮住院只做了腹部 B 超。趁这次机会，把头部腹部 CT 一起扫了。"

我同意消化内科医生的意见。

跟家属沟通好，签好转运知情同意书，我也顺道陪同去了，手里拎着气管插管箱，万一情况不好，随时插管抢救。

CT 做完了，什么问题都没发现，没有脑出血，腹部也没什么特殊发现。

起初消化内科医生还担心会不会是肠道肿瘤引起的出血，这下可以放心了。

患者再次进入 ICU。

4

本想给患者做胃镜看清楚情况，没想到患者非常坚持，说不做胃镜就是不做胃镜。

她倒不是怕胃镜痛苦，而是怕气管插管不舒服。

"但如果不做气管插管，万一做胃镜途中你有呕血，那是会造成窒息的，会要了你的命。"消化内科医生吓她。

但无济于事。

消化内科医生也不强求，跟我说："上次做胃镜止血其实也不是很好做，她的出血点位置比较麻烦，如果这次进入还是那个位置出血，估计止血效果也不是很好。"

"要不考虑介入止血吧。"消化内科医生建议。

我同意。

介入止血是什么呢？

　　我跟家属解释，现在能推测的是，患者的十二指肠里面的血管出血了，我们在患者大腿根部这里的动脉打一针，放入一根导管，导管在血管里面行走。然后我们往导管里注射造影剂，造影剂能使血管在 X 光下显影，正常情况下血管是光滑成形的，像一棵大树的枝干一样，如果某个部位看到有造影剂渗漏，就意味着有血液渗漏，那就是那个位置出血了。看到出血的位置之后，我们就把一个很小的弹簧圈推进去，堵住这个小血管，就能起到止血的目的。这个过程就是介入止血。

　　总体上是微创，就留打个针的伤口。

　　患者和家属都同意介入止血。

　　介入科医生过来后沟通清楚了情况，说明各种可能遇到的问题，然后家属签了字。

　　我看患者此时生命体征还算稳定，一边输血，就一边推着患者去介入科了。

　　第二次抽血结果出来了，患者血红蛋白已经低至 70 g/L，比第一次明显低了不少。

　　果然还是出血，我们的推断没错。

　　另外，患者途中又解了一次黑得发亮的大便，就是柏油样大便。

　　旁边的规培医生啧啧称奇，说终于见识了一次书上说的柏油样大便了，原来长这样。

　　血红蛋白下降，解黑色大便，意味着患者真的是消化道出血，证据确凿。

　　患者上了介入科的台。

　　介入科医生信心满满地进入，利索地找到怀疑的"肇事"血管，注射造影剂，却没看到有显著造影剂泄漏的情况。

　　怎么回事？大家都疑惑。

继续打造影剂，再看看。

介入止血，首先得找到出血的血管。

打造影剂来找出血血管，就好比顺藤摸瓜，造影剂打到哪里就看到哪里；哪里的造影剂有类似蘑菇云一样的泄漏，就意味着这里的血管有破口，造影剂陪同血液一起漏了出来。

问题是，两个介入科医生紧紧地盯着屏幕，就是没发现哪里的血管有渗漏。

我也捏了一把冷汗。

患者的血压已经偏低，要是再找不到出血的血管，不能及时堵住破口，等下又出一波血，可能就撑不住了。

我看介入科医生的衣服也都湿透了，估计他们比我更紧张。但紧张归紧张，手里的活还是稳步有序地进行着。

换平时，可能刚上台就能找到出血的血管，但今天却是反复仔细观察硬是看不到出血点。

介入科医生只好收手，说看不到出血点，可能是已经自行止血，也可能是出血点太小看不清楚。

介入科找不到出血病灶也不是什么新鲜事，这也是客观因素决定的，一些病情复杂的患者可能需要上好几次介入科的台才能找到"肇事"血管。

我看患者血压偏低了，赶紧加快补血和补液速度，从台上撤了下来。

跟家属解释清楚后，我就推着患者马不停蹄回到了 ICU，只有回到 ICU，我心里才踏实。

患者虽然有消化道出血，但这次似乎真的是自发止血了，经过补血、补液、药物止血等处理，生命体征逐步稳定，不像上次那么凶猛。

这让我稍微安心了些。

第二天复查血常规时，血红蛋白已经升至 90 g/L，明显好转。

患者本人感觉良好，睑结膜、甲床、口唇也没那么苍白了，她嚷着要出 ICU，说这里住着实在难受。

我答应她，很快就让她去普通病房。

5

我正对比患者的血常规报告，突然一个指标的异常映入眼帘，我一下子紧张了起来。

患者血常规里面的嗜酸性粒细胞计数和比例都是升高的，而且不是高一点半点，直接高了将近 4 倍。正常人的白细胞有好几种，中性粒细胞是最多的；嗜酸性粒细胞比较少，一般不超过 5%，但眼前这个患者的嗜酸性粒细胞比例占到了 19%。

这是有问题的。

这么高的嗜酸性粒细胞计数，怎么之前就没发现呢？

我暗自懊恼，赶紧翻开了患者上一次住院的病例，发现患者的嗜酸性粒细胞一直都比较高，多数都在 15% 以上。

我隐隐觉得不安。

临床上患者嗜酸性粒细胞计数升高，往往意味着患者有一些过敏性疾病，比如支气管哮喘、药物过敏、荨麻疹、血清病等；但还有另外一种可能，那就是寄生虫病。

但患者弟弟告诉我，患者并没有上述列举的过敏性疾病，至于是否有寄生虫，那就不得而知了。

一般人有寄生虫病也看不出来，如果没检查，患者自己都不会知道。

患者万一有寄生虫病，我们又没诊断出来，那就是漏诊了，这可不是小问题。

我赶紧把消化内科医生找过来，问患者上次住院期间有没有注意到这方面情况。

消化内科医生很冷静，这出乎我的意料。

他说之前也考虑过会不会有寄生虫病，但是留了患者两次大便去检测，都没有看到虫卵，估计消化道不存在寄生虫感染。倒是考虑有没有嗜酸性粒细胞性胃肠炎，这个病也会有很高的嗜酸性粒细胞计数，而且也会导致消化道溃疡出血。

消化内科医生告诉我，他们本想进一步检查的，但患者执意要求出院，所以作罢。患者是外地人，异地医保，估计担心费用，所以比较执拗。

不是寄生虫感染就好，很多寄生虫会黏附在肠壁黏膜上，破坏局部血管，也会导致消化道出血。我知道这点，消化内科医生更加知道这点。

既然这样，患者现在已经稳定了，我想早点转手给消化内科继续处理。

他也同意。

可就在准备转出去的当天，患者又出现腹痛，并且这次有呕血。

患者一大口血呕在病床上，染红了被子，还溅了旁边年轻的实习护士一身，吓得她面容失色。

上一次是准备出院就出事，这一次是准备转科就出事。

患者呕血，说明消化道还是有活动性出血，而且肯定是上消化道出血（胃或者十二指肠居多），转科恐怕是不行了。

得立马止血。

还要输血、补液，盯紧血压，别让患者休克了。

我又把消化内科医生请过来，大家一琢磨，觉得还是做胃镜可靠些，决定再次胃镜下观察和止血。

现在患者有呕血，不适合推出去做介入，风险太高。

"如果实在不行，可能要请外科医生介入，紧急剖腹探查止血。"我跟患者弟弟说。

他哭了，还是那句话：尽一切努力，妈妈不在了，姐姐就是妈妈，姐姐不能没有了。

说实话，我很感动。作为一个医生，我多么希望能救活所有患者。我想任何一个临床医生都是这样的，我们的职责就是尽最大可能让患者活下来。

但是该交代的还是要交代，最差的情况还是要说清楚，否则人不在了再来沟通，就是说破嘴都没用。

患者听说又要做胃镜，并且还要气管插管，有些抵触。

但我很严肃地告诉她不气管插管做胃镜意味着什么。

没有人不怕死。

"做就做吧，你们爱怎么折腾就怎么折腾。"患者摆出一副"死猪不怕开水烫"的架势。

6

消化内科医生把他们的主任也请过来了，以策万全，大家一起看看胃镜下的情况。毕竟患者情况有点复杂，搞不好可能需要主任亲自动手。

我也提前找了外科医生，跟他们说，如果胃镜止不住血，可能就要剖腹探查了，让他们过来瞧瞧，评估评估。

一下子，ICU病房挤满了人。消化内科几个医生、外科几个医生和我们科室几个医生都围了过去。

静脉麻醉了患者后，顺利建立了气管插管通道。

血液来了，继续输血，用止血药。

消化内科医生把胃镜镜头从患者口腔伸入，一路看食管、胃部，可见有少许血液，进一步确认是消化道出血，跟上次一样，食管、胃都没问题，镜头转动进入十二指肠。

十二指肠里面血液较多，很快镜头就模糊了，喷水冲洗了几次后，视野清晰了。

所有人都瞪大了眼睛。

这时患者再次呕血，血液从嘴角流出，幸亏我们提前插了气管导管，否则非常有可能造成血液反流进入呼吸道导致窒息。

找到了溃疡灶。

众人惊呼，问那是什么。

"那是一条虫子吗？"有人喊出。

"真是虫子啊！"消化内科医生立马拍摄下来。

我仔细一看，还真的是条粉红色的虫子，大概有 1 cm 长，吸附在十二指肠内壁，还在蠕动呢。

那是我第一次看到活的寄生虫。

"敢情这溃疡都是被它咬出来的。"消化内科医生心有余悸。

本来想止住血后把虫子弄出来，但虫子实在很细小，也怕不小心损害肠壁造成新的出血，于是作罢。

这虫子大家都没见过。我拍摄了照片发给感染科的老师，他们也派人赶了过来，一看，说是十二指肠钩虫。

很细很细的虫子，如果不是胃镜下图像放大了，还真的看不到它。

止住血后，胃镜撤出。

感染科老师说，在广州还是很少见到这种虫子的。

患者是十二指肠钩虫病。这种虫子感染主要是经过皮肤，人如果赤脚在地里、田里活动，刚好有这种虫子成活，虫子就可能叮咬皮肤，进入血液，先进入呼吸道，后来进入消化道；也可能是直接吃了被污染的蔬菜而进入消化道。

这种虫子进入消化道后会到处叮咬肠壁，造成腹痛、食欲不振、出血、腹泻等，严重的就会跟这个患者一样，类似消化道溃疡大出血。

"为什么上一次胃镜没看到这条虫子呢？"大家疑惑。

那就难讲了，一方面这种虫子容易变换叮咬的部位，另一方面当时因为大出血看得不是很清楚，这都是有可能的。

"那为什么之前留了两次大便查找虫卵都没发现呢？按理说，这么大的虫子应该经常排卵啊。"我也有疑问。

"那很简单啊，之前患者一直便血，可能都是血液来的，没多少真正的大便，你们留的大便找不到虫卵也正常。"

"另外，直接涂片法找虫卵还是不容易的，这回跟检验科沟通一下，用饱和盐水漂浮法，因为钩虫卵的比重比饱和盐水低，这样能提高检出率。"感染科老师给出建议。

当天我们就给患者留了大便，为了增加检出率，多留了几次，也跟检验科老师沟通了，用饱和盐水漂浮法来找虫卵。

果然找到了钩虫卵。

到此，真相大白。

患者前后几次危及生命的消化道溃疡大出血不是普通的胃酸增加引起的溃疡，而是寄生虫感染导致的溃疡出血。她的诊治过程很曲折，也几次性命垂危，要不是患者及家属对我们充分信任，同意所有的治疗手段，说不定我们还得多耽误一段时间。我很感谢这样配合我们的家属，也为患者的恢复感到高兴。

患者的这条虫子，也算是比较少见的情况了。

也是由于这个病例，我对嗜酸性粒细胞计数升高有了一个立体的认识。

在感染科老师的指导下，用了驱虫治疗，复方甲苯达唑连服 2 天，任它多强壮的虫子，都能给它掏出来。

家属听说是十二指肠钩虫病引起的出血，也是惊讶不已；了解到这个病主要是在田间从事农活的人容易被感染时，更是懊恼。

经过正规的驱虫治疗、补铁治疗后，患者情况逐步好转，转去消化内科继续治疗。

后面连续 3 天大便都没看到虫卵，血便也逐步减少，到后来已经没有血便了。

患者精神状态明显改善，也没有再出现腹痛。

出院。

大便出血别大意，警惕这些问题。

大便出血需要考虑哪些问题？什么情况下得赶紧就医？

日常生活中，大便出血是一个很常见的现象。

但遇到大便出血，大家也不可大意。

通常来说，大便出血最常见的原因有两个，一个是痔疮，一个是结直肠癌，一般通过结肠镜就可以鉴别诊断。

但还有一些少见的原因，比如肠结核、肠伤寒、溃疡性结肠炎、肛裂等，普通人很难鉴别，必须到医院解决。

那么，什么情况下大便出血得立马就医呢？

一个是出血量大的时候，必须马上打 120；另一个是长期反复出血，不管是什么疾病导致的，都应当进行系统的处理。

另外，如果便血伴随有腹痛或者发热，应该立刻就医。

常见的胃镜、肠镜检查有必要吗？有哪些要注意的？

大便出血去就医，很多时候，医生可能会建议做肠镜或者胃镜，这个时候，大家也不必太担心。

一般来说，超过 40 岁的人群都会建议做一次胃镜和肠镜，目的是检查是否有胃癌和结直肠癌，这类疾病早期能发现的话，治疗效果都挺好的，甚至能治愈。

但普通年轻人有必要做这些检查吗？

不是都要做的，除非你有长期的腹痛、腹胀、反酸等怀疑胃部疾病，或者有长期的腹泻、腹胀、便血等怀疑结直肠疾病，才考虑内镜检查。

寄生虫引起的疾病还是相对少见的，但有时候胃镜、肠镜检查也能发现。

十二指肠钩虫病究竟是什么？

像这篇文章里提到的十二指肠钩虫病，日常生活中并不常见，大家不必太过担心。

十二指肠钩虫病是十二指肠钩虫寄生于人体小肠所致的疾病。

钩虫感染轻微者可以没有任何症状，严重的患者会有贫血和出血表现，甚至出现心功能不全、发育不良等。

农村钩虫感染主要是经皮肤感染，也可能是生吃含有钩蚴的蔬菜、黄瓜等经口腔黏膜侵入人体。

皮肤干燥，平常的警告

对患者来说，医生的每一句话都很关键，甚至一个眼神、一次皱眉都会影响他们内心的平衡。

1

说说一个我在急诊科遇到的病例，这个病差不多 10% 的人会有，却鲜为人知。

那天晚上我在急诊科值班，来了一对年轻夫妻。

男生首先开口，说他老婆来看病。

患者姓方，我问她哪里不舒服。

单纯从外表来看，患者基本情况还是挺稳定的，不像是要看急诊的样子。

我想着如果问几句问题不大，我就去抢救室看其他患者了。

她告诉我，这几个星期以来都有点乏力，胃口不好，肚子也胀。

"今天加重了吗？"我问。

"那倒没有,"她告诉我,"几个星期来都差不多,也看了几家医院,做了很多检查,没查到什么毛病。"说着便把一大沓检查资料递给我。

我有点不耐烦了——急诊科是什么地方,是看急症重症的,胃口不好,肚子有点胀,又不痛又不拉,有必要半夜三更跑来看急诊吗,这不闹着玩吗?

我心里虽然这样想,当然没直接这样说。现在回想起来,年轻的时候脾气还是有些急冲,这样不好,不利于医患沟通。其实对患者来讲,任何一点小毛病他们都会很紧张,因为他们不懂,他们更需要医生的解释和安慰。我相信我以后一定能做得更好。

当时我还是耐着性子看了她的化验报告。

转氨酶偏高,达到了 200 U/L(正常 < 40 U/L),其他没什么异常。

患者老公告诉我,之前有医生建议他们做肝脏穿刺活检,了解是不是肝脏的问题,但一看到这个活检似乎风险很高,就没同意。

"为什么来看急诊?"我直截了当地问患者。

我想了解她哪里最不舒服。

"今晚我有胸闷了。"她告诉我。

"你怎么不早说啊?"我嘀咕了一句,有点责备她。

"那你来看急诊,不是因为胃口不好和肚子胀,而是因为胸口不舒服了,是不是?"我接着问。

她点头。

"胸闷持续多久了?以前有没有过?有没有胸痛?"我一连问了她几个问题。

跟胃口不好、肚子胀相比,胸闷能让一个急诊科医生打起十二分精神,即便是一个 30 岁出头的年轻患者。

她告诉我,就今晚才有胸闷,之前都没有的,没有胸痛。

我仔细打量她，口唇还是红润的，但似乎有轻微气喘，不严重，不仔细看不容易发现。

"气不够吗？"我问她。

她说还好吧，平时也缺乏运动。

经过了解，她没有高血压、糖尿病等基础疾病，家里也没有相关病史。

我给她仔细听诊了心脏和肺部，肺部没有异常发现，但是心率偏慢，估计不足 60 次 / 分（正常 60 ~ 100 次 / 分）。而且心音不是很强，感觉心脏跳的力气不是太够。

"先做个心电图吧。"我跟规培医生说。

我担心是心脏的问题，她这个年纪，没有高血压、高血脂、高血糖等危险因素，不太可能是冠心病，心肌病的可能性也不高，因为看她之前做的心脏彩超提示基本是正常的。

但是心肌炎不能排除，心肌炎多数是病毒引起的，发病过程比较急，短期内会出现胸闷、气促等心脏受损的表现。

普通的心肌炎我倒不担心，休息几天就能好。我害怕万一是重症心肌炎，那就棘手了。

我把我的想法告诉他们，不出所料，他们更紧张了。

"不用太过紧张，"我安慰她，"绝大多数心肌炎都不严重，治疗和休息一段时间就会好，只有极少数心肌炎是重症的，可能会出现心力衰竭甚至心源性休克。目前看来，不像重症心肌炎，只不过我们要警惕而已。"

2

"我就说我是有问题的。"患者扭头跟丈夫说，似乎在埋怨丈夫不早点带她过来看急诊。

不一会儿，规培医生已经做好了心电图，把结果递给我。

我一看，就有点生气了："这图形怎么拉得扭扭歪歪的，基线也不稳定，没办法看。"

当时我的确是有些着急了，一来是因为看了太多患者有些疲乏，二来是抢救室还有两个比较棘手的重症患者。

规培医生有点委屈，说患者不愿意解开内衣，心电图电极放的位置不是很好。

大家估计都做过心电图，晓得心电图的电极是要扣在胸口上的。

男性患者还好，直接撩起衣服就做；女性患者有时候就比较扭捏，磨磨蹭蹭半天不愿意撩开内衣。

这是可以理解的，但容易导致心电监测不合规，没办法得出准确的结果。

于是我过去跟患者本人解释，心电图要重新做，刚刚那个做得不是很好。

她有点不情愿。

我斩钉截铁地说，必须重新做。

她最终还是同意了，但是做的时候依然没有打算解开内衣，仅仅是把内衣往上挪了挪，位置不够高，贴不好电极，看不准。

"要把内衣解开。"我说。

"我怕冷，你那个酒精又凉得很，风一吹我就浑身打哆嗦。"她满脸委屈。

于是我关上门，让她丈夫也进来，再解释几句后，她终于同意解开内衣，让我们重新做了一次心电图。

医生会遇到形形色色的患者，有时候患者对某项检查抵触是有原因的，我们不能一味地责怪他们不懂事，而是应该去寻找这背后的原因，加以解释，多数患者都是能够理解并且接受的。

这次心电图看清楚了，的确是窦性心动过缓，心率 59 次 / 分，而且 ST 段比较低平。没有明显的心肌梗死图形，跟我想的差不多。

患者不可能是心肌梗死，一来没有典型的胸痛症状，二来没有高危因素，三来心电图不支持。

做完心电图，患者把丈夫的外套都套身上了，感觉嘴唇有些颤抖。

"不用紧张的，"我再次安慰她，"不是心肌梗死，胸闷可能是心肌炎引起的，也可能不是，抽点血看看。"

见她那么怕冷，我又多了个心眼——该不会是寒战吧。

顺手量了个体温，没发热。

量了血压，也还行。

"医生，我胸口还是有点发闷。"她捂着胸口说。

我说先抽血，看看心肌酶、肌钙蛋白等再说。如果考虑心肌炎，那是要住院的，适当休息，用点药，多数情况下会逐渐好转。

"好端端的，我怎么会得心肌炎呢？"患者百思不得其解。

我跟她解释，心肌炎多数是病毒侵犯导致的。有些病毒侵犯呼吸道，引起上呼吸道感染，会有发热、咽痛、咳嗽、乏力等表现。有些病毒侵犯心脏，引发心肌炎，会有胸闷、气促等表现。这都是偶然发病的，不一定需要什么特别的诱因。

说白了，就是运气不好，被病毒盯上了。

"那我肚子不舒服，胀气，胃口不好，可能是心肌炎引起的吗？"患者还是不放心。

"那是有可能的。"我解释道。

接着我耐心地做了解释，告诉她：如果心脏情况不好，也是会导致消化道出问题的，有些人会恶心、呕吐，以为是胃肠道疾病，一查才知道是心肌炎。

严重的心肌炎还会让人一下子晕倒过去，甚至猝死。

我意识到后面那句话又吓着她了，赶紧安慰，说绝大多数心肌炎都是普通的轻症，不要紧，但得观察，猝死的是极少数。

"那我的转氨酶高是不是肝硬化呢？"她望着我，声音比较小，但能听清楚。

我差点就脱口而出，当然不是，但我还是及时收住了，改口说："转氨酶高不一定是肝脏疾病引起的，更不一定是肝硬化。我看你前后做了两次腹部B超，都没有肝硬化迹象啊。胃镜也做了，也没看到食管静脉曲张，这都提示你没有肝硬化，起码没有明显的肝硬化。"

"那我到底有没有肝硬化，医生？"她穷追不舍。

这姑娘有点焦虑了，我心想。

她丈夫赶紧跟我解释，要我谅解，因为今晚他俩在家看纪录片的时候，看到肝硬化患者会有腹胀、胃口不好等表现，严重的还会呕血身亡。

他俩都比较害怕，加上今晚患者又有些胸闷，所以急急忙忙来了医院，片刻不敢耽误。

原来是这样。

我看抢救室的患者还算稳定，便再跟她多解释了几句。

我告诉她，之前做的这些检查都没有提示有肝硬化，而且我看她做了很多检查项目，排除了乙型肝炎、丙型肝炎、自身免疫性肝炎等常见的肝硬化病因，真的不太可能是肝硬化。

肚子不舒服、腹胀、胃口不好的原因很多，不一定就是肝硬化导致的，也可能是慢性胃炎、胆囊炎、胰腺炎等，病毒性心肌炎一样会引起这些表现。

如果一定要彻底搞清楚有没有肝硬化，那就只能做肝穿刺病理活检了，那是金标准。

但我也说了，没必要，她的症状不像。

我把话都说到这份上了，患者才总算放心一点了。对患者来说，医生的每一句话都很关键，甚至一个眼神、一次皱眉都会影响他们内心的平衡。

"先不能回家，得留观，等抽血结果出来后再决定去留。"我跟他们说。

抽完血后，我又安排她去做了胸片，看看肺部情况如何，顺便也能看看心脏。

结果很快回报，胸片没看到明显异常。

3

我嘱咐规培医生，再过1小时给她做个心电图，对比一下，然后就去处理抢救室的患者了。

没过多久，她丈夫来找我，说患者便秘，拉不出大便，能不能给点好药。

"开塞露用过了没？"我问他。

开塞露是一种比较安全的通便药物，急诊科常用，很多患者大便干结拉不出来，用了开塞露就能喷涌而出，但这是个对症的药物，治标不治本，只能缓解燃眉之急。

"用过了，在家也经常用，一次性用好几支也不怎么管用。"他告诉我。

"便血了吗？"我继续问。

他说有时候有，今晚没有，患者就是肚子不舒服，想拉，又拉不出来。

我隐隐感到有点不安。

患者怀疑是心肌炎，心脏多少有些受损，如果这时候便秘加重，拉不出大便，又极力想憋出大便，说不定会诱发心力衰竭，那可就麻烦了。

我快步走到患者床前，大致了解了情况，给她开了乳果糖，外加两支开塞露，嘱患者自己用手给腹部按摩，说不定能解出大便。

"你几天没拉了？"我问。

"差不多有 7 天了。"患者低声说。

那是真的便秘。

"这种便秘状态持续多久了？"我又问。

"这半年来大便都不是很好，"她告诉我，"有时候吃了热腾腾的东西，得有十来天也不拉一次；状态好的时候，四五天能拉一次。拉的都比较干硬。"

"做过肠镜吗？有痔疮吗？平时便血吗？"我一口气又问了几个问题。

"偶尔会便血，估计有痔疮。"她说。

"要加强运动锻炼和勤吃蔬菜和水果啊，很多人便秘都是因为动得少、吃得腻。"

"医生，她吃的蔬菜和水果比米饭还多。"患者丈夫告诉我。

言外之意是她的便秘可能跟吃喝关系不大。

"那肠镜呢，做了吗？有结果吗？"我继续问。

"胃镜做了，肠镜没做，"她告诉我，"那根管子那么粗，比手指头还要粗，我怕。"

我一时不知道该说什么好。肠镜也有麻醉的，睡一觉醒来就做完了，有什么好害怕的。

不做肠镜就没办法发现肠道的问题，万一里面有什么息肉、肿瘤的，得及早处理才行。

我再三叮嘱："不能一个人上厕所，要你老公陪着去，别蹲着蹲着晕过去了都没人发现，那就惨了。"

我是真的害怕。

几年前一个心肌炎的患者，家里人说来的路上还活蹦乱跳的，来到急诊没多久就猝死了，给我留下了阴影。

眼前这个年轻的女性患者，让我有些放心不下。

你说她病情严重吧，可生命体征都稳稳当当的，短期内肯定不会致命。

你说她不严重吧，她又这里不舒服那里不舒服，一下子是腹胀鼓气胃口不好，一下子说是胸闷不舒服，现在又说有长期的便秘，再加上她的心率比较慢，真的让我不敢大意。

我嘱咐规培医生要多看她。

我宁可相信她是真的有比较严重的疾病，也不能认为她这一切是焦虑引起的。

一个急诊科医生，大半夜的把一个患者定性为焦虑症是相当有风险的。

焦虑症死不了人，但万一患者不是焦虑症呢？

小心才能驶得万年船。

4

检验科动作也快，抽血结果很快就回报了。

血常规提示有轻度贫血，转氨酶仍然是高的，几个心肌酶也偏高，这意味着她的心肌细胞是有损伤的。

"还是考虑病毒性心肌炎，"我告诉她，"住院吧。"

虽然这个病没有特效药，但是住院期间能让患者得到很好的休息，用些对症支持药物，等待心肌恢复，问题不大。

她同意住院。

但心内科医生告诉我，病房没有床位，收不进去了，再收就要住走廊，而让患者住走廊医生是要被批评扣分扣钱的。

我把情况如实给他们反映了。住不了院，只能在急诊留观，看看明后天有没有床位。

他们只能接受。

我是不敢把她放走的，我始终觉得她的情况有点古怪，乱七八糟的毛病太多，而且比较柔弱，真一个不小心搞出心力衰竭，那就糟了。

我跟心内科医生说："一定要留个床位啊，这个患者很年轻，是个心肌炎，感觉怪怪的。"

心内科医生笑了，说："不就是个心肌炎嘛，回家好好休息就行了，不舒服再来住院。"

我也希望是自己多虑了。

我告诉患者："你有贫血，可能是长期痔疮出血导致的，血红蛋白只有 95 g/L。"

她说知道自己有贫血，上次化验时医生已经说过了。

但她疑惑的是，自己大便出血并不多啊，偶尔会有点血，这样至于贫血吗？

"月经呢，正常吗？"我问她。

如果月经量多的话，也是可能导致贫血的。

还有很多女性有子宫肌瘤而不自知，子宫肌瘤的一个常见症状就是阴道异常出血，久而久之也会导致贫血。

我提醒患者，到时候可以去做个妇科 B 超，一目了然。

听到我问月经情况，她有点不自在了，说月经量不多，还偏少呢，为此也吃了不少中药调理。

这样看来，如果不是痔疮又不是月经过多导致的贫血，那就还有其他的原因。

我建议她可以到血液内科查查，完善叶酸、维生素 B_{12} 等项目检查，进一步了解贫血的病因。

"那我这个贫血严重吗？需要输血吗？"她问我。

"不需要。"我明确告诉她。

只要不是急性的失血性贫血或者溶血性贫血，就问题不大。

失血性贫血意味着体内有某个脏器或者血管破裂了，必须紧急手术止血。溶血性贫血意味着红细胞在破裂，这也是急症。

我告诉患者，从目前的指标来看，不支持溶血性贫血，因为胆红素不高。

她放心了一点。

我刚想离开，她又叫住我，问这个贫血能不能通过多吃补品补回来。

她说："我总感觉自己比较虚，需不需要吃点人参什么的补一补？"

我告诉她，先搞清楚贫血的原因，再来谈治疗。

另外，贫血也可能加剧胸闷，因为红细胞数量不够了，心脏会相对缺血缺氧，所以会有胸闷胸痛。

"要好好休息，多吃点不是坏事。"这是我给她的建议，说完就去处理其他患者了。

5

不一会儿，规培医生拿着第二份心电图过来找我，患者心率依然比较慢，60 次 / 分，ST 段还是偏低，跟上一份心电图对比没有明显改变，这是好事，最起码没有加重。

规培医生告诉我，同个留观室的阿婆穿短袖都还喊热，要把空调开大一点，这个女患者却说冷，就差盖棉被了。

他觉得好笑。

我却心头一紧："她发热了吗？"

"没啊，我给她测了三次体温了，都是 36.5℃ 左右，"规培医生说，"看来她是真的比较虚，怕冷，得好好补补。"

"你觉不觉得她皮肤有点干燥？"我问规培医生。

他想了下，说："好像是有点，给她贴心电图电极的时候，就发现她皮肤比较干，我还让她多喝水来着。"

我没再说什么，处理完其他患者后又去留观室看她。

刚好隔壁床的阿婆在跟她聊天，大概是问她为什么不考虑生个小孩："你都三十几了，女人一定要趁早生小孩，年纪大了再生头胎会很累的，也恢复不好，容易落病根。"

"你爬起来干什么？"我板起脸故作生气状，"你这个老慢支了，刚喘上两口气就那么大嗓门说话，这不好，容易出问题的。"

这个阿婆是个慢性支气管炎，估计也有慢性阻塞性肺疾病，但因为今晚呼吸内科暂时没床位，就没收上去，先放急诊留观，明天如果病情不好再想办法送上去。

阿婆笑了，说跟小姑娘唠嗑呢。

"我们也准备了两年多了，但一直没要上，也准备去看看。"她回答了阿婆的问题。

一般人对不孕不育这个话题都比较忌讳，这是心底深处的痛，不愿意分享，但此时此刻，她直接把这个问题当着我们的面说了出来。

我有点诧异，但很快就转变为惊讶了。

我顺势接过了话茬，问："当时有没有做婚检和孕检？"

她告诉我，婚检和孕检都是自愿的，不强制，他俩太忙，都没去做。

我再一次翻看了她所有的化验检查结果，血常规、肝肾功能、电解质、凝血指标、肿瘤指标、心脏彩超、腹部 B 超都做了，但没见到甲状腺功能结果。

"没做过甲状腺 B 超吗？"我盯着她的脖子问。

"没呢。"

"那我们明天得做一个，甲状腺 B 超和抽血查甲状腺激素。"我说。

他们很疑惑，不明白为什么要做这个检查。

我先给她做了颈部甲状腺触诊，没摸到什么。估计甲状腺没有明显肿大，也可能是轻微肿大，我没摸出来。

"你不一定就是心肌炎。"我跟她说。

她和她老公瞪大了眼睛，等我解释。

"肚子不舒服、胃口不好、便秘、贫血、月经量少，甚至备孕两年还没有生育，很有可能是一个病造成的。"

"这个病还会导致你怕冷、乏力、皮肤干燥等。"

"什么病？"他俩异口同声地问。

"甲减。"

我怕他们听不懂，把全称告诉他们，叫作甲状腺功能减退症。

"你们听得最多的可能是甲亢，全称甲状腺功能亢进症，就是由于甲状腺功能亢进，机体有多余的甲状腺激素，导致心慌、手抖、脾气暴躁、吃得多，甚至可能拉肚子，而且还会突眼的那种病。"

他俩面面相觑。

"反过来，如果是甲状腺被病毒或者其他因素破坏了，就没办法分泌足够多的甲状腺激素，机体缺乏甲状腺激素会出现一系列问题。

不仅仅是内分泌方面异常，典型表现是畏寒、乏力、手足有肿胀感、记忆力减退、容易打瞌睡、精神不足、反应迟钝、出汗少、腹胀、关节疼痛、皮肤干燥粗糙、毛发稀疏、便秘、体重增加等。女性患者还会有月经紊乱，月经过多或者过少都有可能，部分甚至还会导致不孕。"

我一口气说了一大段话。

许久，她似懂非懂地点头。

"我看你做了几次检查都没查甲状腺激素，估计其他医生也没想到这一点，因为你一直强调的是肚子不舒服、腹胀、胃口不好。

"再加上你的肝功能中转氨酶偏高，所以人家都以为你是肝脏或者其他消化脏器的问题，但事实上你做了很多检查，都没发现肝脏和其他地方的问题，除了肠镜还没做。

"我估计你肠镜都不一定需要做了，因为便秘可能也是甲减导致的，缺乏甲状腺激素，肠道蠕动减少了，当然会便秘。"

"甲减能解释你临床上一切症状。"我跟她说。

"当然，这些都是我的猜测而已，是不是甲减，还得等明天结果出来。如果是的话，你可能要去内分泌科住院，而不是到心内科。"

"你不是说我的心肌酶也高吗，这不是心肌细胞受损的表现吗？还有心电图，不是也有异常吗？今晚还做了两次呢。"

她问我，看来她在很认真地听我讲话，记得我说过什么。

"体内缺乏甲状腺激素的话，心脏也有可能受到损伤。"

"甲状腺激素基本上可以作用于全身，缺乏它，多器官都可能功能障碍，"我只能这样解释，"但一样不能排除有病毒性心肌炎存在的可能性。"

"如果你明确有甲减的话，就不太可能同时存在病毒性心肌炎了，毕竟同时患有两个病的可能性要小很多。

"医学上，如果能用一个病来解释所有症状，那就尽量用一个病来解释，这叫一元论。"

她丈夫也开口了，问我："不孕也可能是甲减引起的吗？"

我只能告诉他们，有这个可能性，但不一定。

毕竟这个问题太敏感了，我也是恰好听到他们说备孕两年没怀上这件事。

如果真的要算下来，这件事还是我的失误。临床医生问病史，肯定是要问个人史、婚育史的，但我今晚漏问这点了。我怎么也没想到，患者的婚育史会跟她的胸闷有关系。

甲减能引起心脏受损，当然也可能会导致胸闷。

但转念一想，即便我之前问了她婚育史，估计也想不到不孕这个可能性。因为即便她告诉我还没有生孩子，我也不可能进一步问她备孕几年了没要小孩是要不上还是不想要。

说来都是巧合。

即便我知道他们备孕失败，也不可能把这个情况跟甲减联系起来，毕竟不孕不育的原因太多了，女方甲减仅仅是众多因素中的一个，而且甲减也不一定就会导致不孕。

"今晚在这儿睡一个晚上，明天看结果再做打算吧，"我说，"太晚了，你这个也不是急症，我就不把内分泌科医生喊下来了。"

第二天一大早，我就安排她去做甲状腺 B 超。

结果马上出来了，甲状腺实质弥漫性回声改变，轻度的，难怪我没摸出来。

6

我联系了内分泌科医生，同时给她留了微信，让她有结果后可以直接告诉我。

甲状腺功能结果到第二天才出来，两个甲状腺抗体都是阳性，甲状腺激素显著降低。

没错，她就是甲减，我之前的推理是正确的。

她怕冷、皮肤干燥、便秘、腹胀、胃口不好、贫血等，都是甲减引起的。

至于胸闷，我认为也是甲减引起的，而不是有病毒性心肌炎，内分泌科医生也认同这个观点。

但甲减也是有原因的，为什么会导致甲减呢？

内分泌科医生给出了答案：自身免疫性甲状腺炎（桥本甲状腺炎）。

这是一种自身免疫性疾病。

简单来讲，就是患者身体内免疫紊乱，血清中出现了针对甲状腺的自身抗体，而且甲状腺存在浸润的淋巴细胞，这些东西会一直破坏甲状腺，引起甲状腺炎症，最终导致甲状腺激素分泌不足，出现甲减。

患者很担心，因为她自己也查阅了资料，得知桥本甲状腺炎是无法治愈的，是绝症。

我告诉她，虽然这个病没办法完全治愈，但绝对不能认为是绝症。

所谓的绝症，指的是没办法治疗，可能很早就会死掉的疾病。

但桥本甲状腺炎可以通过补充甲状腺激素而维持正常的生活状态，这算哪门子绝症。

而且，很多人都有这个病，有 1%～2% 的人会发病，尤其是女性患者居多，占了发病患者的 90%。

另外，很多人是隐性发病，就是说只有甲状腺抗体阳性，但没有甲减。

有数据显示，如果算上隐性病例，女性人群的患病率几乎高达100%。

这么多人都有这个病，能叫绝症吗？

她终于释怀了。

我让她好好配合内分泌科医生治疗便可，至于受孕那方面，还得听内分泌科医生意见，或者直接找生殖科医生做相关检查。两个人都要去，不一定就是女方的问题。

由于工作忙，很快我就忘掉了这个患者。

但一个月后，她突然在微信上找到我，告诉我，总体情况好多了，胃口好了些，也热爱运动了，整个人活力也提起来了，便秘也明显改善，起码两三天就有一次大便。

"胸闷还有吗？"我问她。

她说在内分泌科治疗的那段时间，胸闷就逐渐没有了。

她说非常感谢我。

我说治好她的是内分泌科医生，不是我，我只是帮忙敲了门而已。

我虽然说得谦虚，但心里还是满足的。

希望再过一段时间，她告诉我，已经受孕成功了。

祝福。

✚ 科 普 小 课 堂

甲减是一种什么样的疾病？

甲减是什么疾病？有什么症状？

甲减的全称是甲状腺功能减退症，顾名思义，就是甲状腺这个内分泌器官，它的功能减退了。

甲状腺平时的工作之一，就是分泌甲状腺激素。甲状腺激素能刺激我们的身体成长，维持很多身体功能。

任何原因导致甲状腺激素水平过低（或者激素抵抗，也是利用不够的意思），引起全身性低代谢状况的，就叫甲减，典型症状表现以代谢率减低和交感神经兴奋性下降为主。

病情轻微的患者可以没有任何症状，典型的患者会畏寒、乏力、手足有肿胀感、嗜睡、记忆力下降、少汗、关节疼痛、体重增加、便秘。

女性还会出现月经紊乱、月经量过多或过少、不孕。

体格检查会发现典型的患者有表情呆滞、反应迟钝、声音嘶哑、面色苍白、唇厚舌大、皮肤干燥、粗糙、脱皮屑、皮肤温度低、毛发稀疏干燥、脉率缓慢等症状。

日常生活中出现哪些症状要谨防甲减？哪些症状不用太担心？

日常生活中，如果一个人畏寒，经常感到手脚无力、精神不足、皮肤干燥、做什么事情都提不起劲、反应迟钝等，那就要警惕了，可能是有甲减。

因为缺乏甲状腺激素，人体的交感神经兴奋性会下降，所以会表现得死气沉沉。

这不是患者愿意的，这是病，得尽早完善甲状腺相关检查。

当然，即便你全部符合上述表现，也未必是甲减，可能是一种亚健康状态，也可能是其他疾病所致，要检查才知道。

如果你平时为人积极、活跃，开会爱发言、爱总结，吃饭胃口特别好，下了班还拉着同事去看电影，那你肯定不是甲减。

当然，那个总是说累、没兴趣而不跟你去看电影的人，他 / 她可能是真的不喜欢去。

不过，还是观察一下他 / 她有没有上述表现，如果有，尽早督促他 / 她去检查。

甲减患者能熬夜吗？

建议甲减患者马上停止熬夜！

如果由于工作没办法不熬夜，就要考虑更换工作了，要工作还是要命？

熬夜是很影响内分泌的，这是常识。

而甲状腺又是一个内分泌器官，经常加班、熬夜会给身体造成一种压力，高压会削弱身体免疫力，造成内分泌失调，还可能影响甲状腺激素的分泌，引起甲减。

看到了吗？经常熬夜本身就可能导致甲减，如果已经确诊甲减了还熬夜，势必会加剧病情。

所以，我们跟所有甲状腺疾病的患者说，要爱护甲状腺，首先就要爱护自己的身体，尽量不要喝酒（尤其不要酗酒），尽可能保持作息规律，不熬夜。

这不仅仅有利于保护甲状腺，也有利于维护我们的身体健康。

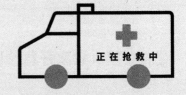

正在抢救中

第 三 章

腹痛女孩执意离开急诊科的 5 天后

因为患者不了解疾病、不了解风险，所以医生必须尽可能
地解释清楚每一个选择背后可能存在的风险和获益，直至
患者了解，然后自己做出决定。

1

去年我急诊值班时接诊过一个女孩子。

患者腹痛不止，怀疑是宫外孕，但她说自己正来"大姨妈"呢，
不可能怀孕。

其实这是个误区，里面有个巨大的"坑"。

这个在急诊科遇到的女孩子，让我终生难忘。

她的这次腹痛，差点要了医生的命。

女孩姓赵，27 岁，傍晚时分跟男朋友一起来的。

那天我值班。

她来的时候，已经在家腹痛好一会儿了，吃了药效果也不好。

本来没怎么放在心上，但刚好明天小情侣准备出国旅游，为了

不耽误行程，所以来急诊看看到底是什么情况。

一问才知道，已经痛了两天了，但只是微痛，不是太剧烈，就是不太舒服。

她指给我看，肚脐偏下一点的位置痛得最明显。

仔细检查，排除了一些常见的腹痛病因后，我问了她一个关键的问题："月经来了吗？"

"来了，'大姨妈'来了一天了。"她可能觉得我的问题有些唐突，看起来有点别扭。

"准时来了？"我继续问。

"那没，倒是晚了几天，"她说，"但终究是来了。"

这话回答得有点奇怪，我瞄了一眼她身边的男朋友，俩人动作亲昵。

我接着问了一句："有没有过性生活？"

她嗯了一声，算是肯定了我的问题。

我大脑快速运转，这种育龄女性，有过性生活的，又有腹痛，必须考虑一个已经算常见的疾病——宫外孕。

以前宫外孕误诊是很多的，因为不常见。但是不知怎的，近些年来，大家都觉得宫外孕越来越常见了，出去开会同行交流也都这么认为，所以大家对宫外孕的警惕性提高了。

但这位患者说月经已经来了，虽然晚了几天，但还是来了，是不是就说明受孕的可能性不存在了，否则不会来月经。

当然不是。

这里面，还隐藏着一个巨大的"坑"。

很多女性会把阴道出血统一认为是来月经了，尤其是经期前后的阴道出血，更容易被误认为是"大姨妈"来了。

没错，多数情况下，经期前后的阴道出血都是月经来临。但少数情况下，可能是阴道出血，而不是真正的月经。

想到这一层，我决定继续追踪月经这条线，问她月经来了几天了，每天的量大不大，颜色跟以前是不是一样。

她愣了愣，说这次有点不一样，迟了 3 天，而且来了 1 天就断了，今天又没怎么见红，卫生巾都没怎么换，还小声说，找个时间可能得去妇科看一看。

她这番回答，让我突然就警惕起来。

这很可能不是来月经，而是宫外孕引起的阴道出血啊！

情况紧急，我直截了当地告诉她，得留个尿，做个妊娠试验，排除怀孕可能，尤其是宫外孕。

姑娘当时有点蒙，根本不知道宫外孕是什么。

我告诉她，就是说受精卵没有在子宫着床，而是在输卵管或者别的地方安营扎寨了，这就叫宫外孕。

宫外孕也是可能引起腹痛的，如果误诊会比较可怕，所以我得小心一点。

我跟她表明了我的担忧。

但她一脸不解，表示自己不可能会怀孕啊，月经都来了。

"你这次的月经异于寻常，还是要谨慎的。昨天的月经可能仅仅是阴道出血，这也可能是宫外孕的一个症状。"我告诉她。

姑娘还是不相信。

她又告诉我，她跟男朋友上次同房是在安全期。

"哪儿有绝对的安全期，"我说，"做安全措施了吗？"

"事后吃了紧急避孕药。"她回答。

"有没有戴套？"我接着问。

"没有。"她有点难为情，瞟了男朋友一眼。

看得出，姑娘对没戴套这件事也有点不高兴。

我大致猜到了，估计是男朋友不喜欢戴套。

"大概多久吃的紧急避孕药？"我得把所有细节抠清楚。

"第二天吧。"她回答道。

"当时也觉得有些不放心，不想怀孕，所以第二天就吃了一片。人家说 3 天内吃都还是有效果的。"她跟我说。

"最好是同房后 12 小时内吃，越晚吃越难保证不出事。"我告诉她。

到这里，我又大致捋了一遍基本情况。

一个育龄女性，选择在所谓的安全期（不是排卵期）同房了，没做安全措施。

第二天补吃了一片紧急避孕药，当月的月经延迟了 3 天。

"来月经"的时候只来了 1 天就断了，然后这两天有腹痛。

更加不能排除宫外孕了。

2

我还是不放心。

"做个尿妊娠试验吧，或者做个妇科 B 超，如果没事就放心了。"我给她建议。

她还是不相信，坚持说不可能怀孕，更不可能是宫外孕，让我给她用点抗生素就好。

"实在不行，就回家算了，明天还要飞澳大利亚呢。"她告诉我。

安全起见，我又给她科普了各种可能性，以及宫外孕的危险，试图劝服她做检查。

但姑娘坚定地拒绝了，而且语气已经明显越来越不耐烦。

"好吧，那就先不做尿妊娠试验了，做个腹部 B 超吧。"

刚来急诊的时候，姑娘怀疑自己是阑尾炎。

所以这会儿我建议她，做个 B 超，看看阑尾情况。

"同时看看子宫、卵巢，你看怎么样？"我试图曲线救国。

我刻意让 B 超科的医生做腹部 B 超查看肝、胆、胰、脾、阑尾的时候把妇科 B 超（经腹部）也安排上，注意看有没有宫外孕可能。

结果出来了。

B 超显示，没有宫外孕，阑尾也没有很显著的病变。

事实上，我让她做腹部 B 超的目的，就是想证实宫外孕的存在。

算起来她其实停经有 37 天了（如果中途那次阴道出血不是月经的话），B 超有可能能看到孕囊。

但 B 超给出了阴性结果，看来不是宫外孕。

但我还不死心。

毕竟 B 超也不能百分之百排除宫外孕，要确定，还是得做尿妊娠试验。

可患者就是不配合。

"真的不做尿妊娠试验了？"我最后一次问她。

"如果不做，需要签字的。"我淡淡地说。

尿妊娠试验测的是患者体内的人绒毛膜促性腺激素（HCG）。一般停经 35 天能在尿液中测到这个激素，就意味着怀孕了。

她也非常冷静，说那就签字吧，反正态度很坚决，不做尿妊娠试验。

刚好这时她腹痛似乎也有所减轻，说看来水都不用挂了，折腾了一轮，肚子反而好了。

我本来就不愿意给她用抗生素，因为受孕这个可能性没有完全排除，贸然用抗生素有很大风险。

这回倒好了，腹痛自己减轻了，药都免了。

我把病情告知书给她，确认尿妊娠试验不做，是患者充分知情的。因为患者不了解疾病、不了解风险，所以医生必须尽可能地解释清楚每一个选择背后可能存在的风险和获益，直至患者了解，然后自己做出决定。有些人觉得让患者做决定是推卸责任，其实哪里是这样呢？医生总不能包揽一切，患者享有自主选择权，但是在选择之前要了解这个选择意味着什么。

有些时候患者做不了决定，会让我帮忙做出选择，我会根据我的经验和现有的规则来帮他做决定；但如果患者已经拿定了主意，医生就只能根据患者的决定来做相应处理了。

当然，趁签字的这时机，我又口苦婆心地劝了她一番，也很严肃地说了当中的风险。

可患者态度非常坚决。

她连签字单都没看，直接龙飞凤舞地就把自己大名给签了，接着就离开了。

急诊科的忙碌，让我很快就忘记了这个年轻的女性患者。

没想到，5天后她又出现在我眼前。

3

这次来，她告诉我，本来已经飞去澳大利亚了，但第二天腹痛又加重了，而且月经量突然加大。到了昨天，也就是返程当天，腹痛进一步加剧，卫生巾上还有大量血块。

她这才害怕了。这次月经断断续续已经持续8天了，以往才4～5天，这太反常了。一下飞机，就赶紧来了医院。

我说你们真是舍近求远了，一路上那么多医院你们不进，非赶远路来我们医院。

她有点不好意思，没说什么。

其实到这个时候，患者宫外孕的可能性已经非常大了。

但当时是深夜，妇科不接诊。

患者的情况看起来比上次严重很多。

她双手捂住肚子，脸上表情不太自然。

我不敢大意，也不敢先入为主认为她是妇科疾病。

但经过短暂的检查和判断之后，真凶还是锁定在妇科疾病上。

我重新让她做了腹部妇科 B 超，同时抽血查血常规、凝血功能、肝肾功能等。

这一次，患者非常配合。

"尿妊娠试验，这次是必须得做了。"我跟她确认。

她点头同意，额头上似乎有汗水渗出。

男朋友也在，不断地细声安慰。

我对他没好感，不想生孩子又不愿意戴套的男性，我是鄙视的。

B 超结果很快出来了，依旧没有看到明显的孕囊，宫内宫外都没有看到。

前后两次 B 超结果看起来差不多。

我打电话给 B 超室，问："真的看不到吗，一点迹象都没有吗？"

B 超医生回答说："腹部有点气，多少有些干扰，而且子宫啊卵巢啊，距离体表还是有一段距离的。"

普通的经腹部妇科 B 超是看得不太清楚，等明天再安排一个阴道 B 超（经阴道的妇科 B 超）看准一些吧。

说实话，查到这里，两次 B 超都没看到宫外孕或者其他的妇科疾病，多少让我有些受挫。

但我几乎把所有常见的不常见的腹痛疾病都推敲了一遍，这个患者都不符合。

唯有妇科疾病最符合，加上目前所有症状，宫外孕可能性最大。

可为什么就是查不出来呢？

血常规结果出来了，血红蛋白 112 g/L。

还好，没有出血。我长舒了一口气。

我是多么担心她是因为宫外孕破裂导致的出血啊！

孕囊如果生长在卵巢上，卵巢能有多大，一不小心就会被撑破引发出血的。一旦出血并且误诊，那就是一条人命。

很快她有尿了，留了尿液标本送检验科，做妊娠试验。

几十分钟后，结果回报了，阳性。

她果然是怀孕了啊！

我后背发凉，倒吸一口凉气。5 天前她肯定也是阳性的，如果她愿意做的话。

意外的是，我把结果告诉患者的时候，她并没有太惊讶。

估计早就有心理准备了，毕竟月经持续这么长的时间，出血量还比以往都多，还伴随有血块。

稍微有点健康常识的女孩子，都知道可能出事了。

既然知道，或者很怀疑，还怎么放心在国外玩这么些日子？

我不禁感慨，接着赶紧找了妇科医生过来会诊。

4

妇科医生过来后，了解了基本情况，又看了尿妊娠试验结果，表示情况不乐观，而且阴道有异常出血，这肯定不是好事。当即便说，得立马住院。

妇科医生立马查了床位，发现科里暂时没有床位，当晚住不上去。

而且谨慎起见，要百分之百确定怀孕，还得明天做个阴道 B 超才能完全确诊。

于是就先让患者在急诊留观室观察，明天一大早空出床位立即住院。

当晚最关键的，就是观察。

好在患者生命体征暂时是稳定的，就算是宫外孕，也暂时还没有宫外孕破裂出血的明显迹象。

血红蛋白、红细胞计数没有下降，没有贫血，也就是说，不是非得马上就手术。

妇科医生也说了，如果发现阴道出血量加大、血红蛋白掉，或者生命体征不稳定，就得立即剖腹止血。

现在可以等到明天安排妥当之后，明确了是宫外孕，再通过微创的腹腔镜手术解决问题。

另外，宫外孕也不是一定要手术的，部分患者单纯通过药物治疗也行，得看情况。

好在当天晚上还算平安。

第二天一大早，我和一个护士陪她去敲开 B 超室的大门，让做个阴道 B 超。

通常情况下，急诊科医生不需要陪同患者去做检查，除非患者生命体征不稳定，或者被埋了"炸弹"。

眼前这个女孩子，就是个被埋了"炸弹"的人。

我反复分析了，常见的阑尾炎、胆囊炎、胰腺炎、肠梗阻、胃肠穿孔、胃肠炎等会引起腹痛的疾病，都不能解释她的病情，只有宫外孕可能性最高。

所以在我心里，已经认定她就是宫外孕了。

我极其担心这个瘦小的孕囊会随时爆裂，一旦爆裂，就可能牵扯到血管爆裂。

那是会瞬间出很多血的，如果不及时处理，很快就会失血性休克死掉。

所以在我下班前，不能让她离开我的视线。

B超室一早就有医生来上班了，见我推患者来做阴道B超，摊开手跟我说："不巧，避孕套用完了，可能得晚一点才能到货。"

"拿避孕套干吗？"患者纳闷。

我解释说，做阴道B超是要在探头上套避孕套的，才不会造成感染。

"你身上有没有避孕套，有的话给我一个，我帮她做检查。"B超室医生问患者男朋友。

她男朋友这才反应过来，从包里掏出一个避孕套，递给B超室医生。

患者见男朋友掏出避孕套，眼神非常复杂，狐疑地瞪了他一眼。

情况紧急，我也来不及多想，把她推到床边，然后站到门外等候。

不一会儿，医生出来了，说看到胚芽在左侧输卵管，确定是宫外孕。

她男朋友听到后，不知所措地望着我，似乎在等我解说。

"幸亏你们及时回来了，"我数落他，"如果你们这时候还在外面疯玩，说不定孕囊一爆裂，人就没了。"

我这绝对不是危言耸听，他们没见过宫外孕抢救不回来的病例，自然不知道这个病的厉害。

检查完，我小心翼翼地把患者推回急诊科，直接放入抢救室，特意让护士多开通了一个静脉通道。

万一孕囊真的爆裂了，要输液、输血抢救都方便一些。

接着我联系了妇科医生。

妇科医生听到结果后，说："还是阴道B超可靠啊，经腹部B超诊断率只有80%左右，难免有看不清楚的时候。"

说完她匆匆下来，评估情况，准备给患者办理入院手续，让患者住入妇科病房。

5

就在这时候，患者跟男朋友吵起来了。准确地说，是患者在指着她男朋友的鼻子破口大骂。

她责怪男朋友为什么身上会有避孕套："不是说了不喜欢戴套吗？还说不想婚前奉子成婚，为什么包里还时时刻刻备着避孕套呢？"

她男朋友试图解释，但理由都比较牵强，至少她是这么觉得的。

反正，在她看来，她男朋友背叛了她，肯定是外面还有人，所以时刻备着这东西。

几个护士在劝说患者。

因为这个时候我们最担心的，就是她一激动，那孕囊就爆裂了。

可是，现实有时候就是这么巧，怕什么来什么。

刚准备过床，患者就双手捂住肚子，说痛得厉害，而且脸色迅速变得苍白。

男朋友被吓得不轻。

看患者这个腹痛加剧的样子，我真怕就是孕囊破裂了。

妇科医生见多识广，说不要急，不一定就是孕囊破裂大出血，可能是有点轻微出血刺激了，或者是胃肠道痉挛引起的。

但患者的表现让人非常担心——心率加快，脸色苍白。护士迅速测量了血压，血压还行，还有 140/80 mmHg。但血压还行不代表没有出血，出血早期血压可以反射性升高。

如果不及时干预，不用太久血压就扛不住了，就会崩塌。

妇科医生也看出了不妥，让暂时不转运了，先就地观察抢救。

事情发展到现在，真的是出乎所有人的意料。

患者这时候也顾不上骂她男朋友了，望着我，神色慌张，说胸口难受，感觉心脏要跳出来了一样。

我一看心电监护仪，心率都 120 次 / 分了。

我料定这是大出血了。

患者短期内生命体征变动这么大，孕囊破裂大出血最容易解释。

患者此时是休克表现了，必须加快速度补液、输血，然后紧急送手术室剖腹止血。

妇科医生同意我的意见。

真的是幸亏我刚刚让多开了一处静脉通道，双管齐下，猛补液体，然后联系输血科，调些血制品过来。

输血科看到患者血红蛋白还有 110 g/L 左右（之前的），说血源紧张，不让调。

我说："此一时彼一时啊！患者现在有大出血可能，血红蛋白等下肯定是会掉下来的，不及时输血，就没命上手术台了。"

输血科也不是倔驴，也能理解临床医生的需求，最终还是同意了调血申请，发了 4 个单位红细胞和 800 mL 血浆，并且说了要跟踪血红蛋白变化。

妇科医生检查完患者腹部，又做了常规妇科检查，看到阴道口还有少许血液流出，当机立断，说等不及了，真的得上手术台了。

要进行剖腹探查。

"患者极有可能是孕囊破裂出血，如果不及时手术止血，会因为大出血而死亡。"妇科医生跟患者男朋友说，同时让他把患者父母找过来，要签字的。

患者男朋友说他可以签字。

"法律上你是没有权利的，你们还没有结婚，你只是她的男朋友而已，赶紧把她父母找来。"妇科医生有些不耐烦。

"但是在他们来之前，你也可以先签字。另外，打电话告诉他们这个情况，问他们要不要手术。"

我看情况有些棘手，万万没想到需要手术了，却没有亲属在，男朋友不算数啊！赶紧找主任，让主任调配人力处理这些事情。

妇科医生跟患者男朋友沟通完，就准备先给患者做阴道后穹隆穿刺。

如果能从阴道后穹隆抽出不凝血，就意味着腹腔里面的确有出血，那就是铁证如山，再剖腹探查就不算盲目手术了。

阴道后穹窿在哪儿？

大家可能不知道，这么说吧，医生用细针从患者阴道刺入，在子宫颈周围的凹陷内穿过，就能进入腹腔。

如果腹腔有内出血，那么里面就会有血液积存。

妇科医生征得患者及男朋友同意后，动作熟悉麻利，让几个护士帮患者摆好膀胱截石位（就是生孩子的那个体位），窥阴器暴露宫颈和阴道穹隆，手持穿刺针，冷静果敢地刺入。

回抽。

果然见有暗红色的血液抽出。

妇科医生当即判断是腹腔内出血了。这是不凝血，不可能是误入血管抽到的。

妇科医生立刻联系麻醉科，通知自己的上级医师，说有个宫外孕的患者孕囊破裂出血，估计休克了，现在在急诊科抢救，要马上手术。

患者这时候意识还是清醒的，也不知道是腹痛还是穿刺疼痛，眉头一直紧皱着，嘴里哼哼唧唧。

我心想，或许真的是她刚刚那么激动才引起孕囊破裂的。

天底下就有这么凑巧的事情。

主任来了，医务科也来了，患者直系亲属还没有到。

"没办法等了，先进手术室再说，边输血补液边转运。"主任说。

只能这样了。

6

患者父母在电话那头已经惊慌失措，说无论什么救治方法，能救命的都同意做，现在正赶过来。

但是等他们到医院，起码还要几小时，患者等不了。

患者男朋友抱头痛哭，跟我说："之前就应该听你的先住院，就不会弄到现在这个地步了。"

我说现在讨论这个没意义，得先把眼前的事情做好，先把命保住，其他的别多想。

话虽如此，我还是难免对他们有所责怪。

但命是他们的，我只能给建议，不能强迫。

再说，之前我也不敢确定患者就是宫外孕，而且很多宫外孕都不会破裂，可以被及时诊断出来，要么手术解决，要么药物解决，很少进展到大出血。

医务科说，患者男朋友先签了字，后续家属和费用的事情他们也会跟进。

手术该做什么就做什么，不要耽误。

这算是开了绿色通道。

如果没有医务科过来做担保，我们是有犹豫的。一是直系家属不在，另外医药费能不能给也是一个问题。

现在好了，医务科坐镇。

我和妇科医生还有两个护士，一路护送患者到达手术室。

　　麻醉科医生已经做好了接应准备,一路引上手术台。

　　所幸一路顺利。

　　手术是做了剖腹探查,不是腹腔镜。

　　这时候情况紧急,只有剖腹是最靠谱的,万一患者不是宫外孕破裂出血,而是其他疾病导致的出血,剖腹能让医生的视野更开阔,处理也更灵活。

　　最终证实的确是宫外孕破裂出血造成的,患者的孕囊比鸡蛋小一点,但是已经撑破输卵管,导致大出血。

　　手术切除了患侧输卵管,止住了血,才捡回一条命。

　　手术做完后患者父母才到,对医生感激涕零,尤其是感谢妇科医生和麻醉科医生。

　　嗯,他们忘了我,忘了我们急诊科医生打了头阵。

　　哈哈,说笑的,也无所谓,患者安然度过便好。

宫外孕是什么？如何区分急性腹痛是不是宫外孕？

女孩子腹痛，要考虑什么疾病？

腹痛的病因是非常复杂的，要考虑很多疾病，常见的有阑尾炎、胆囊炎、胰腺炎、肠梗阻、消化道穿孔等。

但是女性患病，尤其是育龄女性患病，比男性患病要复杂一些，因为还要考虑妇科生殖系统疾病的可能。

比如在这篇文章里说到的宫外孕，还有卵巢囊肿蒂扭转、黄体破裂等，都会发生腹痛。育龄女性如果有停经，并伴随腹痛，一定要谨慎又谨慎。

尿妊娠试验必须得做。

如果像书里说到的患者一样，还伴有阴道不规则出血，就更要警惕宫外孕。

阴道不规则出血，会是严重的疾病吗？

阴道不规则出血属于常见症状，很多疾病都会有这个表现，宫外孕只是其中之一而已，必须到正规医院妇科就诊。

那么，什么是不规则出血呢？

就是指出出停停，时而量多，时而量少，不规则，跟来月经是不一样的，这时候要警惕。

宫外孕是什么？为什么会发生宫外孕？

简单来说，受精卵没有在子宫着床，而是在输卵管或者别的地方安营扎寨了，这就叫宫外孕。

✚ 科 普 小 课 堂

　　正常受精卵着床的地点是子宫，子宫才有足够大的"土地"给受精卵发育成长。

　　输卵管仅仅是从卵巢通往子宫的一条通道而已，空间有限，不可能适合受精卵发育成长，所以当孕囊长到一定程度之后，势必会造成破裂。

　　那么，为什么会发生宫外孕呢？

　　大概是跟输卵管有炎症、发育不良或者功能异常等有关。

　　当然，也有宫外孕不是发生在输卵管的，但极为少见。

安全期发生关系，事后服用紧急避孕药，就一定不会怀孕吗？

　　像书中的这个姑娘，被怀疑是宫外孕时，非常笃定地表示不可能。

　　而她的依据就是，发生关系都在安全期，并且事后吃了避孕药。

　　事实上，"安全期"这个说法是非常粗糙的，可以说，没有绝对的安全期。

　　卵巢排卵的时间不是那么好计算的，很多年轻人为了避免怀孕，都选择在女性安全期（月经前后 7 天）同房，但现实往往会给他们教训。

　　另外，吃紧急避孕药也不是百分之百能阻断怀孕，尤其是第二天才吃的药，阻断怀孕的概率就更低了。

为什么女性腹痛，医生要问性生活情况？

　　育龄女性，包括 20 岁的、30 岁的、40 岁的，甚至 15 岁的青春期女孩子都要警惕，这个群体的腹痛，如果有过性生活，并且有月经没准时来的情况，就要警惕可能是妇科疾病引起的，是必须常规排除的。

　　所以当医生问性生活情况的时候不要隐瞒。

✚ 科 普 小 课 堂

一般没有性生活是不可能怀孕的，自然不可能是宫外孕，但前提是病史可靠。

医生让做的检查真的一定要做吗？

这个问题很大。大多数情况下，医生让做某一项检查都是有原因的，就好比书中的这个患者第一次就诊时让做尿妊娠试验，如果她同意做了，可能就没后面这些事了。

医生没有火眼金睛，不能一眼看出所有问题，需要借助辅助检查来诊断疾病。

子宫内膜"出走"，出血的可不止月经

他是矛盾的，既生气，又无奈；既想责难我们，又有求于
我们。

1

那天晚上我在急诊值班，来了一对情侣，女生 26 岁，是个博士
（忘了问专业了）。

女生是患者，男友陪同。

患者告诉我，晚饭后咯血了，纸巾上都是血，以为自己快不行
了，非常害怕，赶紧打电话让男朋友送她来急诊。

我给她量了血压，基本上是正常的，心率也不算太快。

她语无伦次，嘴唇都在颤抖，的确紧张，一直问我到底怎么了，
哪里出了问题。

我示意她先别着急，现在生命体征各方面都是稳定的，让我先
了解情况再说。

她告诉我，3 个多月前就有咳嗽了，但都是咳几天就好，或者吃点药就好。就今晚这次最厉害，吃过饭后不断地咳，突然咽喉有股血腥味，然后就咳出一口血，接着有第二口、第三口，擦嘴的纸巾上都是血。

为了安全起见，我让她去抢救室待着。

抢救室什么患者都有，但大多都是很严重的，她能走能动，看起来是抢救室里面病情最轻的那个。

但我拿不准，担心下一秒她再次大咯血或者大呕血，那就麻烦了。

她可能是个"定时炸弹"。

安置好她后，我得先搞清楚，她到底是咯血还是呕血。

如果是从呼吸道，比如从肺、气管、支气管咳出来的血，叫咯血。

如果是从消化道，比如食管、胃、十二指肠等呕吐出来的血，那就叫呕血。

我告诉他们，二者是不一样的。

"我肯定是咯血，"她对我说，"我先是很剧烈地咳嗽，然后感觉咳出痰了，没想到一看是血，当时差点吓晕过去。"

"确定吐出的血里面没有食物残渣？"我反复确认。

"没有。"

如果咳出的血液里面不含食物残渣，那就基本上可以排除是呕血了。

毕竟患者刚吃完晚饭，如果真是消化道呕血的话，肯定会伴随着食物残渣呕吐出来。

我还快速确认了一个事实，她既往没有慢性的腹痛、腹胀、反酸、嗳气等症状。

那就意味着她很可能没有胃溃疡、十二指肠溃疡等疾病，这样看起来，就真的不是呕血了。

那就真的是咯血了。

血是从呼吸道出来的。

我说："你运气好，只是咯少量的血。前天有个患者咯血咯了一脸盆，都来不及抢救就窒息了。"

我这么说，是为了让她知道咯血可能是很凶险的，不能小觑，但没想到这句话有点过头了，她一听脸色大变，嘴唇颤抖得更厉害，被吓坏了。

我赶紧接着说："你这个咯血量很小，问题不严重，别担心。"

我让护士给她开通了静脉通道，说通俗点，就是打了针，随时能输液。

万一她等下真的大咯血，我们是来不及给她打针的，必须提前打好，以备不时之需，同时还可以抽血化验。

我给她仔细听诊了心肺，没发现多大异常。

她情绪稍微稳定了，问我可能是什么问题。

我告诉她，咯血最常见的原因有几个，一个是肺结核，一个是肺癌，还有一个是支气管扩张。

另外，普通的肺炎也可能会咯血，基本上都是肺的毛病，但心脏和一些血管的疾病也会导致咯血。

短期内还不能明确病因，得查。

她男朋友表示，该查的都查。

2

我让规培医生推着她去做胸部 CT，看看肺部情况，同时吩咐她男朋友，如果中途患者有大咯血，一定要注意保护呼吸道，别让她窒息了。

我自己走不开，陆续有急诊患者过来需要我处理。

不一会儿，他们做完 CT 回来了。

所幸一切顺利，片子和报告都马上拿到了。

胸部 CT 显示左上肺有少许磨玻璃影，看起来不厉害，但是性质不明，不好说是什么东西，可能是肺炎，可能是肺结核，也可能是肺癌。

"有这么多可能？"她男朋友似乎不满意我的告知。

这种情况我见多了，很多患者和家属以为医生一上来就能断定病情，顶多做一两个检查就要得到准确答复。

没错，多数患者都是可以做到的，因为病情简单。

但眼前这个患者情况不太简单，CT 报告也模棱两可，我手头资料也不多，不敢下定论。

这时候抽血化验结果也回来了，白细胞计数偏高一点，其余没有异常，肝肾功能、电解质等都是正常的。

我建议住院，住呼吸内科，明天可以考虑做一个增强 CT，看得清晰一些，甚至要做纤维支气管镜（简称纤支镜）也不一定。

当然，也可能是普通的肺炎，用几天抗生素可能就好了，就不咯血了。

通常来说，一般的肺炎是不会咯血的，但如果肺炎恰好影响了血管，导致血管被破坏，那就有可能咯血，这也不出奇。

"能回家吗？我感觉好多了。"患者问我。

"那不行，咯血可大可小，不能冒险。"我直截了当地拒绝了她。关键时刻医生的决定很重要，因为患者对疾病不了解，对危险性也没有概念，必须由医生把关。如果患者理解就最好，如果患者不理解，那就只能签字并且后果自负了，但我最讨厌跟患者说后果自负这样的话，那会显得我们很绝情。

就像这个患者，刚刚她还害怕得很，这会儿怎么又想回家了呢？

她男朋友比较谨慎，同意了我的建议，住院。

我给她用了点止血药，同时让呼吸内科医生下来看了看。

他也说咯血原因不明，需要进一步住院检查治疗。

"就这么办吧，住院。"我叮嘱道。

后来我了解到，患者到了呼吸内科之后再次咯血，而且咯血量还不小，吓了值班医生一跳，各种止血药齐齐上阵，好不容易把咯血止住。

第二天，他们就给患者安排了胸部 CT 增强扫描，进一步了解到底有没有肺癌。

我们医生这边还没有确定病因，但患者和她男朋友已经吓得不轻。

他们认为肺癌的可能性是很高的，虽然患者这么年轻，但是有两点让人生畏：

第一，患者的姑妈是肺癌去世；

第二，患者这两个月搬进了刚装修好的新房子，她自己认为甲醛超标。

昨晚做的胸部 CT 是平扫的，看肿瘤不清晰，所以才要重新做增强扫描，要注射造影剂。昨晚我本来也想给患者直接上增强 CT 的，但晚上影像科做增强扫描不容易。

一是人手不足，没办法腾出人手来给患者打专门造影用的针；另外，增强扫描要多耽误点时间，这对患者来说是个潜在的威胁。

增强 CT 结果出来了，不像肺癌，肺炎或者肺结核的可能性高。

于是呼吸内科医生给患者做了一轮关于结核的检查，包括结核菌素试验、结核抗体、结核杆菌斑点试验、多次痰找抗酸杆菌等，但结果都是阴性。

这说明基本上可以排除是肺结核。

一般来说，典型的肺结核是能够通过影像学做出大概诊断的，但总有不典型的时候。

这个女性患者的肺部表现就不是很典型，所以大家都没敢说一定是结核。

最终结果证明，她真的可能不是肺结核。

再加上她整个人偏胖，没有经常低热、乏力那种表现，也不像典型的结核病患者。典型的结核病患者都是比较消瘦的。

既然不是肺癌，也不是肺结核，那就是普通的肺炎了吧。

事实上，呼吸内科医生一直也是按照肺炎来治疗的，由始至终都用抗生素在维持着。

就这么治疗了差不多一个星期，情况好得差不多了。

患者不咳嗽了，也没咯血了。

他们主任不放心，又复查了一个 CT，发现肺部病灶明显缩小。

这就对了。

这就再次确认，患者仅仅是个普通的细菌性肺炎而已，不是肺癌，不是支气管扩张，不是肺结核或者其他疑难杂症。

如果是肺癌、肺结核，用一个星期抗生素是不可能有明显好转的，甚至肺癌还会肆无忌惮地生长。

另外，支气管扩张的胸部 CT 是很典型的，现在一点都不像。

患者听说是肺炎，很开心，终于不用提心吊胆了。

在 100 年前缺乏抗生素的年代，肺炎是会死人的。但现在，绝大多数肺炎都可以轻松治愈。

患者最终出院了。

然而没过多久，意外出现了。

3

过了差不多 1 个月，我已经忘掉这个患者了。

很快我也结束了急诊科的轮转，回到 ICU 病房。

那天晚上我值夜班。

呼吸内科给我们打电话，说有个大咯血的患者，快休克了，准备转来我们这里监护治疗，问有没有床位。

刚好有个空床，我让护士做好接收患者的准备后，马不停蹄赶到了呼吸内科。

路上我一直在想，这么严重的咯血，如果不止住血的话，送到我们这里也只是等死啊。

可能得找二线医生了，说不定要纤支镜下止血，那得马上先气管插管。

到了呼吸内科，现场乱成一团。

患者的床上、被子上、地板上都有一摊血迹，显然刚刚又大咯血了。

患者呼吸稍微有点快，心电监护仪上看到血压还行，偏高，心率也快，血氧饱和度还有 98%，这是在塞着鼻导管吸氧的前提下的。

初步看情况好像还行，比我想象中要好一些。

口唇稍微有点苍白，脸色还行。咦，我惊讶地发现，这不就是上个月我在急诊科看的咯血的女博士嘛。

当时不是说治好了吗，怎么又回来了？而且显然比上次要重得多。

呼吸内科值班医生告诉我，患者上次出院的诊断是肺炎，但今晚在家又咯血了。

急诊科医生做了胸部 CT 后，又把她送入呼吸内科。

刚过床，患者就一阵剧咳，紧接着地板上、被子上就都是血了，患者咳了好几口血，几乎就是喷涌而出。

太吓人了。

呼吸内科二线老师也来了，在指挥着抢救。

她说在这种情况下，有三点是最关键的。

第一，马上止住血，不管是用药物也好，做纤支镜也罢，找到咯血点，掐灭它，虽然难度很大；

第二，立即输血、补液抗休克，稳住患者血压；

第三，也是最容易被忽略的，就是一定要保证患者呼吸道通畅，千万不要让患者被凝血块噎住，一旦窒息就危险了。

二线老师的话句句在理，我深表赞同。

但说起来容易做起来难，只能尽力而为。

患者男朋友也在，惊慌失措，一个劲地催着要去 ICU。

上次我们考虑是肺炎，现在看起来，可能不仅仅是肺炎这么简单，哪有接二连三咯血的肺炎？"没有，我干了 30 年医生，没见过这种肺炎。"二线老师跟我们说。

所以，患者应该还有隐藏的问题，没有找到病因。

我把患者男朋友叫出来，跟他沟通了 ICU 的情况。

我很谨慎，说目前知道是咯血，但是病因还不明，上 ICU 是多一层保护。

我们也会想方设法为她治病、止血，但不能担保一定成功，只能说全力以赴。

他没认出是我，我口罩、帽子全副武装。

"我不管，"他说，"抢救患者是你们的问题，你们上次说是肺炎，现在又说不是，我又不懂。现在我老婆（其实还没结婚，病历上记载患者是未婚）的命在你们手上，你们一定要帮我。"

他是矛盾的，既生气，又无奈；既想责难我们，又有求于我们。我非常理解他的处境，他很害怕，害怕疾病会夺走患者的性命。对我们医生来说，患者如果死亡了我们顶多难过一阵子，但对他来说，那就是丧妻之痛。

因此我们必须尽最大的努力，留住眼前这个患者。不为别的，抢救生命就是医生的职责。

4

快速沟通完费用和其他注意事项，我请示了我的上级医师，然后准备把患者接到 ICU 去。

没想到患者本人开始退缩了，她嘴角还有血迹，说不敢去 ICU，太恐怖了。

我直截了当地告诉她，如果真的再发生严重的大咯血，那就要气管插管，做纤支镜止血等处理了。这些只有在 ICU 能做，在那里才有机会。

"否则一旦发生突发情况，就是死路一条。"值班医生加了一句。

这句话发挥了作用，患者不再抵触，配合我们进了 ICU。

往往就是这样，患者和家属需要我们不断地沟通，不断地让他们理解疾病的全部，他们才能做出合理的决策。

二线老师告诉我，胸部 CT 上看到的病灶并不靠近大气道。如果真的是那里局部出血了，那么要想在纤支镜下止血恐怕有难度。

我也看了 CT 片子，的确困难。

虽然有难度，但是如果没有其他办法，该尝试的时候还是要尝试。大家达成共识。

到了 ICU 后，继续用止血药，垂体后叶素也用了。

垂体后叶素能减少肺部血管的血流量，从而减轻出血。

我跟患者男朋友说："你不是直系亲属，你们也还不是真正的夫妻，最好能找到患者的父母或者兄弟姐妹，这样签字会更好一些。"

他告诉我，患者的家里人都在外省，要过来起码得明天了，现在需要做什么抢救措施，他可以做主决定。

她男朋友表示，如果不是这么一折腾的话，他们原本就计划这两天领证结婚的。

我请示了上级医师，也请示了医务科，既然如此，那就暂由患者男朋友签字，等直系家属到了再补签字。

"该做什么诊疗就继续，不可耽误了。"医务科说。

我跟患者男朋友说，现在最关键的问题就是止血，要是止得住血，就不会有性命危险。

她男朋友此刻已经非常焦虑，整个人坐立不安，我能理解他。

我告诉他，确定病因需要点时间，并且告诉他，上一次在急诊科给患者看病的也是我。

我摘下口罩。

他怔了一下，终于认出是我。

我跟他说："患者的病情有些复杂，我们正在努力查明。"

今晚最关键的，是尽快止住血。

如果患者再来一次大咯血，不能及时咳出去，很可能会导致血液凝块堵住呼吸道，造成窒息，这会有生命危险。

她男朋友焦急地问我们，目前该怎么办。

我说止血药已经用了两三种，同时也开始给她输血输液，如果还是不能止住血，还是有反复咯血尤其是大咯血的话，我们就要给她气管插管了。

先用镇静药物放倒她，然后从口腔这里插入一根手指般粗的管子，直达气管。

然后我们再用纤支镜探下去，看看到底是哪里出血，想办法掐灭出血点。同时保护好没出血的那侧肺，不要让血液倒流进去，以免造成窒息。

患者男朋友似懂非懂地点头，问我："是不是马上就要这样做了？"

"还可以等，观察一下。毕竟气管插管、纤支镜也是有风险的，可能加剧出血。如果她能自己止住血那就最好了，不用冒险。"我说。

让他签好所有的知情同意书后，我就回到病房守在患者床前。

患者神色慌张，问我什么时候能出 ICU。

"这里一天我也受不了，太压抑了。"她环顾周围，呼吸微促。

也对，ICU 的患者都是非常危重的，几乎所有患者都是气管插管接着呼吸机，还有血液净化机，各种机器在嘀嘀地运转，不断有尖锐的报警声音、医生护士匆忙的身影和脚步。对一个意识尚清醒的年轻患者来说，这里真的是炼狱。

我安慰她说："观察两天，如果没出血了，咱们就回到呼吸内科，你男朋友可以陪着你。"

旁边一个年轻的护士问我，垂体后叶素是什么药，为什么要给这个患者使用。

我说："肺出血可以用啊，这个药能收缩部分血管，减少流入肺的血量，从而减轻咯血，达到止血的目的。"

"原来如此，我还以为这个药只能用于妇产科患者呢，我在产科实习的时候见很多产后大出血的患者都是用这个药，原来肺出血也可以用。"她说。

"患者现在来着月经，用了这个药会不会导致月经紊乱呢，会不会月经不来了？"她继续问我。

是个爱提问的小妹妹，把我问住了。

"我也不知道。"我尴尬地摇摇头。

妇产科和内分泌科重叠的这部分知识比较复杂，我也是一知半解。

止血药用完了，也连续输了 2 个单位红细胞和 400 mL 血浆，患者情况似乎稳定了些，没再咯血。

复查的血常规提示血红蛋白恢复到 98 g/L，这差不多是患者平时的水平了，因为她本身就有点轻度贫血。

血压是正常的，心率也没那么快了。

之前心率快估计跟出血、紧张都有关系，现在安定下来后，大家也稍微放松了点。

看了一圈患者后，我打算去休息一下，眼皮架不住了。

可我怎么也睡不着，这个咯血的患者在这里就是个"定时炸弹"，她虽然现在不咯血了，但我们谁也不知道下一次咯血会是什么时候，会是什么样的咯血量，这种未知的感觉真的很不好。

5

接着二线老师打电话过来问患者现在如何。

我连忙汇报了情况，还表示了自己的担忧，问要不要积极一点，直接给她气管插管做纤支镜看看。

她要我沉着些，不可鲁莽。

患者现在还那么清醒，从片子上来看，估计病灶不算太大，可以再观察。

如果可以的话，放到明天，大家再讨论讨论。

唯有如此。

没多久，护士冲进来叫我，说患者来月经了。

"我知道啊，刚刚你不是已经给我说了吗？"我说，"我想多眯两眼，休息一会儿。你给她多垫两块干净的敷料，那玩意儿比卫生巾好使。"

"不，她说一定要卫生巾。"护士坚定地告诉我。

我尝试给她男朋友打电话，但是关机，没人接听，找不到人送卫生巾来，怎么办？

我也睡不着了，干脆起床。

"你们能想想办法吗？比如谁有存货的，给她一片。"

护士白了我一眼，说我们如果有也不用来找你了。

我知道姑娘们都很好心，见到这个年轻的女孩子患病都比较心疼，大家都想帮帮她，她有什么要求都会尽量满足她。

大家都是年纪差不多的女孩子，所以对帮她找卫生巾这个事也是够上心了。

既然如此，那还是让她用伤口敷料凑合凑合吧，卫生巾的原料也就是伤口敷料，应该差不多的。

我打算亲自去说服她，半夜三更去哪里给她找卫生巾？唯一有希望的她的男朋友又不接电话，那有什么办法呢？

结果患者告诉我，她男朋友应该在门口的。

"这么晚了，我让他回去休息了，估计是手机没电，所以没接到电话。"我说。

她还是坚持要我到门口看看，如果她男朋友在外头，就让他回去带点卫生巾过来。

我拿她没办法，也不想让她太激动，万一血压飙高，又咯血就不好了，所以答应她到外面看看。到外头一看，还真是惊讶。

她男朋友还真的在，在走廊的凳子上躺着，寸步不离。

他见到我也有点惊讶，然后是紧张。

"不会又咯血了吧？"他问我。

我让他别慌张，说："没事，就是想让你回家拿点卫生巾过来而已，你女朋友'大姨妈'来了，卫生巾用完了。"

他舒了口气，说："就这个事吧，没别的了吧？"

"还有，你得保持手机通畅啊，记得充电，万一有事又找不到你。"我叮嘱他。

他挠挠头，有点不好意思，说："每次住院都让我回家拿卫生巾，也是够巧了。"

"每次？"我疑惑。

"就上次住院，也是卫生巾没带够，我还专门出去买了。"他说。

"上次也来月经了？"我隐隐感到有些不安。

"是的。"

他走后，我仍伫立在原地，大脑飞速地转动。

我似乎发现了点什么。

两次住院都是因为咯血，两次住院都刚好是月经期，就这么凑巧？

月经来的时候是阴道出血，那是子宫内膜脱落导致的。

如果同时有肺出血，那意味着什么呢？

这是子宫内膜异位症啊！

这是妇科的疾病，虽然少见，但不是不可能。

子宫内膜异位症是指原本只在子宫里面的内膜，现在可能出现在其他部位，最常见的是盆腔等，少见的情况是可能出现在胃肠道或者呼吸道，就像眼前这个患者一样。

如果是胃肠道异位，那会跟着月经周期出血腹痛腹胀；如果是肺部异位，那就肯定会跟着月经周期有咯血啊！

不管在哪个部位，只要是子宫的内膜，它都会跟着月经周期脱落出血。

这不就是咯血了吗？

真的是子宫内膜异位症吗？我简直不敢相信，我从来都没见过这个病。一切推论都只是依据理论知识而已。

回到病房，看到患者生命体征还算稳定，我心里舒坦了一些。

如果真的是子宫内膜异位症的话，按道理出血肯定会随着月经周期的结束而结束，我悬在嗓子眼的心脏终于放下了。

我很想打电话给二线老师，让她过来评估一下，但一想到这个事情不紧急，觉得没必要打扰她，她忙了一天，估计骨头都散架了。

刚刚那一波出血，就像来月经一样，只不过位置不在生殖道而在呼吸道，这可真的是匪夷所思啊！

虽然我觉得这个可能性很高，但决定暂时先不告诉患者及家属，等明天跟上级医师汇报后，请妇科医生会诊后确定是子宫内膜异位症再沟通。

很快，患者男朋友捧着卫生巾过来了。

患者也了却了一桩心事。

我甚至有点玄幻的想法：会不会子宫内膜出了血后，肺那边的异位组织就不会出血了呢？希望如此吧。

不管猜测是否合理，总之下半夜患者的确没有再咯血了。

大家也顺利过了一个晚上。

6

第二天我跟上级医师汇报了情况，大家听到两次咯血都发生在月经周期时都啧啧称奇，说十有八九就是子宫内膜异位症了。

但谁也不敢大意，依旧要做好随时大咯血抢救的准备。

我们把呼吸内科医生、妇科医生都找了过来，仔细对比患者前后做的胸部 CT 片子，都是差不多同一个位置的病变。

胸部 CT 增强扫描排除了肺癌、支气管扩张，其他检查排除了肺结核、一些自身免疫性疾病引起的肺部病变等。

妇科医生说，从患者的咯血进程来看，的确符合子宫内膜异位症。

我仔细问了患者，她也认真回忆了，这两次咯血的确是在月经周期，但她没意识到这个咯血跟月经是有关联的，所以没有特意告诉医生。

呼吸内科医生有些懊恼，说第一次住院的时候，病史问得不够详细，没有问患者的月经情况，漏掉了。

大家安慰他，说这是个很少见的情况啊。普通的子宫内膜异位症都是异位到卵巢、宫骶韧带、盆腔等处，异位到肺脏的大家都是第一次见。

即便问了月经，估计一时半会儿也没办法把它们联系起来。

要想诊断是不是子宫内膜异位症很简单，再过几天，患者月经干净了，咱们再拉出去做个胸部 CT 对比一下，如果病灶不见了，那就确定了。

"这个病灶可不是普通的炎症，你用抗生素是没效果的，它是自己不见的，都脱落并以咯血的形式排出来了。"

妇科医生的话很有道理，大家赞同。

想起昨晚大咯血的场景，呼吸内科医生和我仍心有余悸。

事实上，患者第一次住院的时候就是这样，以为是细菌性肺炎，用了抗生素，后来症状好转，复查胸部 CT 病灶明显好转，当时以为是肺炎好转了。

现在回过头想，可能也是妇科医生提到的，那是月经干净了，病灶自然不见了，跟咱们的药物没关系。

　　而之前护士提醒我，患者来月经了，由于我没有相关经验，一直也没有想到患者的咯血可能跟月经有关。

　　但凡我有类似经验，就不会傻乎乎地只跟护士谈论垂体后叶素的功效了。

　　这次真的是让人开眼界啊！

　　经过谨慎评估，也应患者的强烈要求，当天我们就把患者迁出去了，回到呼吸内科病房。

　　本想去妇科更合适的，但万一患者还有咯血，妇科医生可能应付不过来，那不是她们的强项，所以回呼吸内科更合适。

　　妇科医生告诉患者及家属，这是子宫内膜异位症引起的咯血。

　　患者及家属听了都不敢相信，直到他们上网查询，得知的确有这么一种疾病的时候，才相信了妇科医生的话。

　　月经结束后一复查胸部 CT，果然病灶几乎消失。

　　水落石出。

　　"那要怎么处理呢？总不能一来月经就吐血吧？"患者皱着眉头问妇科医生。

　　有两个办法。一个是做手术，开胸，把肺部的子宫内膜组织通通切掉。但也有可能切不干净，术后还是有可能会出血。

　　"开胸我不考虑，太吓人了。"患者说。

　　第二个办法就是吃避孕药，不让月经来就可以了。

　　避孕药包含了雌激素和孕激素，服药过程中月经不会来，也就不会出血了。

　　这个办法效果很好。

　　"那我总不能一直避孕啊，我都有结婚生小孩的打算了。"患者很苦恼。

　　妇科医生笑了，说不是一直吃，是吃 1 年左右，到时候可以停药，停药有可能就不会再出血了，如果到时候还出血，可能要换其他药，或者考虑手术。

我去呼吸内科病房看患者的时候，她已经不咯血了，避孕药也开始吃了。

我走之前跟她男朋友说："幸亏有你，是你救了你老婆。"

其实我指的是他让我知道患者这两次住院都跟月经有关，但他可能以为我说的是他对她无微不至的照顾，说："照顾老婆是应该的，其他的靠你们。"

我没打算告诉他是由于他无意间的提醒，我们才做出正确诊断，否则显得我们多么没水平啊，哈哈！事实上，这个病我们真的是没经验。

后来我听妇科医生说，患者用了避孕药后的第一个月没怎么咯血，第二个月完全没咯血，持续吃了一年药，停药后仍然没有咯血，后来生了小孩。

到现在差不多 3 年了，听说患者没有再发生月经周期咯血的事情。

看来，避孕药真的把肺部的子宫内膜组织饿死了。

祝福她。

什么是子宫内膜异位症？

子宫内膜异位症是什么病？会有哪些典型症状？

子宫内膜异位症是一种妇科疾病，只有女性才会有，男性肯定不会有（这个还是要强调的）。

顾名思义，这个病就是子宫内膜的位置变了。正常来讲，只有子宫才会有子宫内膜，如果其他器官也出现了子宫内膜，那就是子宫内膜异位症。

为什么会发生子宫内膜异位症呢？

目前也不是很清楚，有人认为跟经血逆流有关，也有人认为可能与部分妇产科手术导致子宫内膜误入切口造成种植有关。

总之就是原因不明。

很多脏器都会有子宫内膜异位的可能，不同器官异位导致的症状不一样，总的来说，会有下腹痛、痛经、月经异常等表现，甚至会有不孕的可能。

肠道异位会有腹痛、腹胀、腹泻、便秘；泌尿道异位会有尿频、尿急等。

像书中的患者是呼吸道异位，就会有咳嗽、咯血等。

子宫内膜异位症如何检查？该如何治疗？

检查主要是超声检查，能看到卵巢异位囊肿和膀胱、直肠等部位的异位情况。

腹腔镜是国际公认的最佳诊断方法，腹腔镜如果见到病灶可以马上进行活组织检查。

　　此外还可以抽血化验，出现子宫内膜异位症时，血清 CA125 水平可能升高（但升高不代表一定是子宫内膜异位症）。

　　子宫内膜异位症的治疗比较复杂，必须在妇科医生的指导下进行。

　　可以选择药物治疗或者手术治疗。

　　药物主要是抑制卵巢功能，阻止子宫内膜异位症的发展，比如用非甾体抗炎药、口服避孕药、孕激素等。

　　手术主要是切除病灶，适用于药物治疗效果不好的情况。

　　目前认为腹腔镜确诊、手术加药物治疗是金标准。

子宫内膜异位症会影响生育吗？

　　有可能会。研究表明，大概 40% 的患者会不孕。子宫内膜异位症的患者如果有不孕的话，那就要首选手术治疗。

破　裂

如果患者和家属以为医生不会犯错、不能犯错，那麻烦就来了。经验再丰富都有看走眼的时候，所以必要的辅助检查是不可缺少的。

1

说一个几年前急诊夜班遇到的女孩子腹痛病例。

差不多是 5 年前的事情了，那天我在急诊值夜班。

差不多晚上 10 点，我刚送走一个急性心肌梗死并室颤的患者，有点虚脱，很快又来了一个 24 岁的女孩子，说腹痛，还拉肚子，要我开点药。

陪她来的还有一个个子高高的男生，看样子是男朋友。

我看她皱着眉头，双手捂住肚子，问她：“痛多久了，哪里最痛？”

她指着右下腹跟我说：“这里最痛，我们今晚在外面吃了点东西，也喝了点啤酒，回到家就痛了。”

我让她躺在检查床上，摸了她肚子，整体还是比较软的，但右下腹的确有压痛，还有反跳痛。

"什么叫压痛、反跳痛？"她也听不懂，我就给她解释。

"右下腹这里面有阑尾，如果阑尾发炎，并且炎症侵犯了上面的腹壁，这时候我用力按压右下腹你会痛。而我迅速松开手指不按压了，腹痛还会加剧，这叫反跳痛。"

她似懂非懂，跟我说应该不是阑尾炎吧，以前没有过。

可能是急性胃肠炎，她告诉我，并且说在家吃了保济丸效果不好，想来医院换点效果更好的药，或者用消炎药。

我大概是给了她一个白眼，我不喜欢太自作主张的患者。

但她说的也有一丁点儿道理，刚吃了夜宵、喝了啤酒，然后出现腹痛、拉肚子，考虑急性胃肠炎也是常理。

"拉肚子都拉出什么？"我问她。

"一点点大便，没多少，但就是想拉，总觉得还没拉干净，"她跟我说，"以前胃肠炎就是这感觉。"

"是不是一开始先肚脐周围痛，然后就变为右下腹痛了？"我问她。

"好像是这样。"她给了我一个模棱两可的回答，她自己也没搞清楚。

我也不浪费口舌跟她解释了，外头又来了患者。

我说："你右下腹有固定的压痛，并且有反跳痛，这多数是急性阑尾炎的表现，你以前没有不代表现在没有。"

"抽点血，做个憋尿腹部 B 超，如果明确阑尾炎了，再决定是保守治疗还是手术治疗。"我说完就开单，让她缴费做检查。

她有点不情愿，不过最终还是同意了我的建议。

"月经规律吗？有没有停经？有没有性生活？"我边开单边问

她，直截了当。

"规律，28 天一个周期，那个，偶尔有。"

她回答性生活部分时有点支支吾吾，还瞟了男朋友一眼，有点难为情。这个正常，见多不怪了。

"有停经吗？"我再问了一遍。

"没有，还差几天才来月经。"她告诉我。

那我就基本放心了。

说实在的，我最怕的就是遇到年轻女孩子腹痛，因为除了要考虑内外科疾病，还要考虑妇科疾病，诊断难度比男性患者要高一些。

为什么要问月经、性生活情况，就是这个原因。

她突然跟我说，她肯定不是宫外孕。

还不错，有点常识，估计也经常看医学科普书，知道年轻女孩腹痛要考虑宫外孕。

但即便这样，尿妊娠试验也是要做的，这是常规。我告诉他们。

她告诉我，他们之前"那个"都有安全措施的，不可能怀孕。

我点头表示理解，但我还是告诉她，没办法，还是要留尿，一查尿常规，二查尿妊娠试验，这是急诊常规项目。

也不贵，10 分钟就有结果，以防万一。要知道，所有避孕措施都不是百分之百可靠的。

天知道哪天我们就碰到漏网之鱼了。

育龄女性腹痛，不管有无停经史，最好都做尿妊娠试验，因为有些女孩子误以为不规则阴道出血是来月经，那恰恰可能是宫外孕的表现。

一切让客观数据说话。

患者自己说的不一定靠谱，我猜测的或者分析的也不一定靠谱，还是要结合检查结果来看。

她还想争辩，但被男朋友制止了："做就做呗，没什么大不了的。"

"总算有个懂事的。"我嘀咕。

在急诊科值班时间长了，人容易变得暴躁，尤其是经常值夜班又碰到不配合的患者或者家属，真的累。

很多医生到后头都懒得跟患者解释了，这是不对的，再忙，都要有充分的沟通，我一直这样要求自己。虽然有些时候患者的言语似乎冒犯了我，但多数是他们不懂、不理解导致的，只要我们耐心解释，摆事实、讲道理，多数人还是可以讲通的，何必跟患者较劲呢？咱们共同的敌人是疾病，而不是彼此。遇到真难缠的，那就棘手一些，但那是少数。

眼前这个年轻的女孩子，我第一考虑是急性阑尾炎，但是宫外孕是必须排除的。

从患者的月经来看，大概率不是宫外孕，毕竟没有正儿八经地停经呢。

她告诉我还有几天才来月经，但这不代表不可能怀孕，有可能在这次月经周期的卵泡期已经受孕了。

从理论上来讲，最快 7 天，就能从尿液中检测到 HCG 阳性。

安全起见，我还是要她留了尿。

很快尿妊娠试验结果出来了，阴性的。

她有点得意地望着我，似乎在说："哼，打脸了吧，你还不信。"

我没搭理她，阴性最好，阳性就棘手了。

2

她还是腹痛，问我能不能用止痛药或者消炎药，她以前用过诺氟沙星，效果很好，问我急诊有没有这个药。

诺氟沙星是一种消炎药（应该说是抗生素才对），可以杀细菌，急性胃肠炎或者阑尾炎都是可以用的。

不着急，我让她再等等，等做完腹部 B 超结果出来了再说。

她又跟我讨价还价：B 超都不用做了，就是个胃肠炎，或者就如我所说的，是个急性阑尾炎，并且表示阑尾炎也不做手术，就要保守治疗，就是要消炎治疗、吊针。

说实在的，我在急诊科没少遇到自作主张的患者，但从来没遇到过这种患者——自己给自己诊断，然后让我给开药、吊针，敢情我就是个打下手的。

我拒绝了她，说必须先做完腹部 B 超。我还告诉她，别以为肚子痛就一定是阑尾炎，还有很多可能性的。

胆囊炎、肾结石、胰腺炎、肠梗阻、肠穿孔等，每一样如果误诊了都可能会要命。

她反驳我："刚刚不是检查过肚子了吗？是什么东西你自己心里肯定有数了，如果没点数那也就不用来这里上班了。"

她丝毫不顾男朋友的阻拦，硬是把这句话说出来了。

我瞬间涨红了脸。

看得出，女孩平时也是个厉害角色，肚子都痛成那样了，还有力气来挖苦我。

但她说的也不是完全没道理，没错，我是有把握她是阑尾炎，但该做的检查不能落下，这是常规检查项目，也是科里制定的流程。

这个流程绝对不是为了经济效益，而是为了防止医生（尤其是年轻医生）看走眼。我们不能否认，医生只是掌握了医学知识的普通人，是人就会犯错。如果患者和家属以为医生不会犯错、不能犯错，那麻烦就来了。大家都是九年义务教育出来的，虽然医生会刻苦一些，学的东西专业一些，但还是普普通通的人啊！经验再丰富都有看走眼的时候，所以必要的辅助检查是不可缺少的。当然，过多的检查也是不可取的，只不过有时候很难界定这两者。

我实在没精力跟她掰扯，抢救室那边又来了一个重病号。

我告诉她："先做 B 超吧，即便是阑尾炎，也要看清楚到底有没有阑尾穿孔或者化脓之类的。"

如果阑尾只是一般炎症，吊针输液就可以了；如果阑尾有坏疽穿孔迹象，不手术恐怕会出人命。

我尽可能用冷静的语气告诉她，同时告诉自己，不要发火，不要发火；又安慰自己，多遇点类似的患者，能够更快地提升自己的临床经验，会更加见多识广。

或许是我的冷静赢得了她的尊重，或许是她自己意识到说了重话，她终于缓和下来，说那好吧，做就做吧。

随后她又补了几句："但是医生说话得算话，不严重就不手术，我可不想肚子上面留几条疤。"

原来她是害怕手术会留下瘢痕。

我哭笑不得，她都痛成那样了，还在跟我顶撞。

我让她男朋友去借个轮椅，推她去 B 超室，同时让一个规培医生跟了过去，叮嘱她看好患者，有事情赶紧打电话，然后就去处理抢救室的患者。

没过多久，他们回来了。

我一看患者脸色就觉得不对劲——脸都白了。

她自己也哼哼唧唧，说肚子痛加剧了，要我用止痛药。

3

她男朋友也慌了，说刚刚都没这样的。

患者这时蔫了许多，只是低声说想喝水、口渴，而且想上厕所、想拉肚子。

她男朋友还傻愣愣地准备推她去卫生间,我一把扯住他,说别管上厕所的事情了,赶紧推进抢救室。

护士也察觉到了异样,赶紧过来帮忙。

病情进展了,而且非常迅速。

规培医生告诉我,彩超医生说肚子气体比较多,看得不是很清楚,大致看了阑尾,问题不大;附件区域很模糊,看不清,问我要不要给患者再多喝点水充盈膀胱后复查,或者要不要直接插个尿管,往尿管里注射液体,直接充盈膀胱,这样更快。

护士告诉我,血压只有 88/50 mmHg,心率 110 次 / 分。

真的休克了!虽然这在意料之内,但我还是忍不住心头一紧。

"快,给她开通静脉通道,挂 2 瓶 500 mL 的生理盐水,然后通知血库,配血,输血。"我跟护士说。

抢救室气氛一下子紧张起来。

患者躺在抢救床上,眼睛似乎都睁不开了,气若游丝,没有了先前的咄咄逼人。

她男朋友手足无措,一个劲儿问我怎么办。护士把他撵出了抢救室。

我再次检查了患者的腹部情况,感觉下腹部似乎有轻微隆起,压痛还是很明显,患者还会皱眉头。

这时候彩超科的老师打电话过来,说这个患者肚子气体比较多,看得不是很清楚,但右侧附件区好像看到有团块,问我要不要给患者插尿管充盈膀胱然后复查。

我说患者回来后病情加重,休克了,进了抢救室,暂时做不了彩超。

但他的话给了我新的思路。

右侧附件好像有团块?

对于这样的年轻女性,腹痛,休克了,又看到附件有团块,那我肯定第一时间考虑是不是宫外孕破裂出血了。

可是患者尿妊娠试验是阴性的,而且也说每次性生活都有安全措施。

这两条加在一起,基本上能排除妊娠的可能,更加不可能是宫外孕,又何来宫外孕破裂出血呢?

可患者血压的确是休克血压。

我吩咐护士,抽血查血型的时候复查一个血常规,看看血红蛋白掉了多少,同时完善其他常规抽血化验。

急性阑尾炎是不可能一下子加重到这么厉害的,即便是阑尾穿孔也有个过程,不会一下子就休克。

这么短的时间内迅速发生休克,我脑海里马上想到的是内出血,患者失血性休克。

不及时止血会死人的。

除了宫外孕会破裂出血,还有另外一个妇科急症——黄体破裂出血。

由于宫外孕太常见了,我先入为主排除宫外孕,但一直忽视了黄体破裂的可能。

为什么会忽视呢?原因有三。

第一,黄体破裂相对少见,远不及宫外孕知名度那么高。

第二,患者一来就说是晚餐后出现腹痛,并且是右下腹疼痛为主,所以我一开始就往阑尾炎那方面考虑了。

第三,也是我自己妇科方面知识相对匮乏,我只听说过黄体破裂,没有亲手接诊过,对这个病印象不深刻。

说白了,就是当时经验不足。

看到这里，大家可能会问，什么叫黄体破裂？黄体又是什么？

简单地说，卵巢里面的卵泡会发育，卵泡成熟后会分泌出去（排卵），剩下的卵泡壁塌陷，里面还有很多血管，因为横切面是黄色的，这团东西就叫黄体。

黄体最旺盛的时期就是来月经前1周左右。

黄体很容易形成囊肿，如果受到外力挤压，尤其是不均匀的挤压或者撞击——最常见的就是比较暴力的性生活，男方用力过猛或者做某个特殊的姿势——黄体就会破裂，黄体里面富含血管，一旦破裂，就可能造成大出血。

我高度怀疑眼前这个女孩子就是黄体破裂出血，但是我没有证据。

好端端的怎么会黄体破裂呢？这是我疑惑的地方。

印象中有的黄体破裂患者仅仅可能是打了一个喷嚏，或者拉了个屎就出事了，因为便秘的时候我们会憋气，这时候腹部受压，黄体囊肿就可能破裂。

我问患者男朋友，患者腹痛之前有没有便秘或者打喷嚏等情况，回答说没有。

"那好，你们今晚有没有过性生活，是不是在性生活后才有的腹痛？"我迫不及待要了解情况，所以没有任何委婉。

他迟疑了一下，目光闪烁。

我知道他担心什么了——周围有好几个护士，他难以开口。

我破口大骂："有就有，没有就没有，痛快点！"然后转头让规培医生打电话给妇科医生下来会诊，说怀疑是黄体破裂，可能需要急诊手术。

他可能被我吓着了，承认了，说："有有有，平时完事后她也会有腹痛的情况，但忍忍就过去了，这次比较厉害。"

他不说，我也猜到了。不管他给我什么答案，找妇科医生势在必行，急诊手术估计也势在必行。

但他给我的答案还是让我松了一口气，起码诊断逐渐明了了。

4

我让规培医生赶紧联系患者直系家属。如果是性生活后发生的腹痛，尤其是比较猛烈的性生活，那么黄体破裂还是要首先考虑的。

护士这边快速给患者输了将近 1000 mL 的液体，继续输，血型也查到了。

我跟输血科要了 4 个单位红细胞和 800 mL 血浆，说怀疑是黄体破裂出血，失血性休克，要保证有血。

这时候之前的抽血结果也出来了，血红蛋白基本还是正常的。

但这仅仅代表患者半个多小时前抽血时候的状态，不能代表现在的状态，此一时彼一时。

现在的血红蛋白肯定是下降的，因为患者血压已经不稳定了。

妇科医生风尘仆仆赶了过来。

这时候患者意识状态好了一些，但仍然虚弱，生命体征较之前好了一点，血压收缩压能维持在 90 mmHg 以上，但这是大量快速补液、输血后的结果。

我把情况都告诉了妇科医生，说患者是在性生活后出现的腹痛，右下腹为主，还差几天才来月经（没有停经史）。

尿妊娠试验是阴性，排除宫外孕，腹部 B 超似乎看到右侧附件有包块，但因为腹腔气体较多，看不清楚。刚做完 B 超回来，患者就休克了。

"我怀疑是黄体破裂出血。"我对妇科医生说。

妇科医生雷厉风行，说暴力性生活的确可能会引起黄体破裂。

大部分黄体破裂都以腹痛为主，保守治疗就可以好，像这样休克的还是少见。

她稍微思索了一下，决定不去复查 B 超了，直接做个阴道后穹隆穿刺，如果能抽到不凝血，那就意味着腹腔的确有出血，考虑到患者有休克血压了，可以直接急诊手术开进去。

我同意妇科医生的意见。

"家属呢？"妇科医生问我。

我说就一个男朋友，直系家属在来的路上。

"赶紧联系家里人，男朋友算个啥，签字也没法律效力啊！"

妇科医生说得对。

妇科医生跟男朋友简单介绍了，说必须做阴道后穹隆穿刺，就是用一根针从阴道刺入，一直置入最深处，刺破阴道后壁，就能进入直肠子宫陷凹。

如果真的有盆腔出血，那么直肠子宫陷凹肯定会有积血，因为这个位置最低。

如果能从那里抽出血液，十有八九就是腹腔出血了。最大的原因就是黄体破裂出血，需要马上手术。

男朋友慌慌张张，但道理还是懂的，医生说怎么做就怎么做，他全力配合，要签字也签字，但签字的时候手都在抖。

患者这时候已经有点清醒了，大致知道是怎么回事，对于我们采取的所有行动，她都点头支持。

有那么一刹那，我觉得这个女孩子挺可怜的，倒霉透顶了摊上这事。

妇科医生手脚麻利，几个护士帮助患者采取截石位，窥阴器暴露患者宫颈，穿刺针穿破阴道后穹隆。

大家都屏气凝神。

我盯着妇科医生手上的注射器，大气不敢出，看到缓缓抽出一管子暗红色的血液。

天，果然是内出血。

一般抽出血液有两种情况，一种是里面的确出血了，我们针扎进去就能扎到血液。另外一种情况是妇科医生不小心把针刺入血管，那也能抽出血液。

但这两者还是可以鉴别的。

如果针尖误入血管，这时候抽到的血液很快就会凝固，产生凝血块，但如果是内出血，那么抽出来的血液是不会凝固的。

为什么？因为出血的时候已经在腹腔消耗了凝血蛋白，所以这时候抽到的血液是不会凝固的。

妇科医生把那管血在我眼前晃了晃说："看，没有凝固，要抓紧时间干活了。"

她口中的"干活"，自然指的是得赶紧急诊手术。

患者这时候疼痛似乎好了一些，低声问我们，是不是要手术，她会不会死掉啊。

看出来，她开始害怕了。

"死不了，小姑娘，"妇科医生安慰她，"这病在我们手里，想死都困难。"

这句话差点把她逗乐了，催促我们通知她父母过来。

我们都知道，妇科医生是在稳定患者情绪，以免她情绪波动，造成更大量的出血。

5

此时血制品来了，我们迫不及待给挂了上去。

现在没办法计算患者到底出了多少血，但可以肯定的是，如果不及时止血、输血，她会死掉。

妇科医生出去跟患者男朋友说："这病很严重，搞不好会死人，现在需要立马手术止血，你做不了主没关系，但是你得知道，这事你有大半责任。"

她男朋友嗫嗫嚅嚅，问是不是跟同房剧烈有关。

妇科医生毫不客气，说："看起来是这么回事，但也不好说，有些倒霉的，打个喷嚏或者扭个腰都出问题，但现在不是说这个的时候，赶紧让她父母过来，我们马上要送手术室了，等不及。"

妇科医生联系了麻醉科，我通知了医务科、总值班，告诉他们有这么一个患者，需要特殊处理，直系家属没到，但手术得先做了。

总值班也不含糊，说家属那边他们去沟通，做手术就行。

妇科医生吃了颗定心丸。

那就开干。

妇科医生回去准备手术，由我负责转运患者到手术室。

路上有点颠簸，患者喊个不停，稍微抖一抖她就喊痛。

她男朋友哀求我："能不能慢点，她痛。"

我说："我都恨不得插上翅膀直接飞去麻醉科了，患者现在还在出血、休克呢，早一点到手术室早一点止血，就多一分生还的机会，痛就只能忍着点了。"

话虽如此，我还是有意识地稍微减慢了速度，毕竟也怕万一颠簸加剧了损伤出血，那就得不偿失了。

我后背都湿透了，确认液体还在拼命灌进去，确认输血速度已经很快了，确认抢救盒子就在旁边……

这是我第一次亲手接诊黄体破裂的女孩子，她还那么年轻，虽然之前挖苦过我，但我还是希望她能平平安安的。

好不容易赶到手术室，妇科医生和麻醉科医生已经准备好了，人一到就接了进去。

我松了口气，擦了擦额头上的汗水，刚想转身离开，就迎来了患者的父母。

他们都是广州本地人，所以很快就到了，并且根据急诊科护士的指引，找到手术室来。

他们也大致了解了状况，对我各种感激，就差跪地磕头了，我说一切得等妇科医生做完手术再说，现在还处于危险期。

她妈妈问我："女儿平时身体挺好的，怎么好端端会有什么破裂了呢？"

他们记不住黄体破裂这个疾病的名字，只记住了破裂两个字，但看这两个字，就知道这个病很吓人。

我犹豫了一下，不知道该不该当着患者男朋友的面跟患者父母说这件事。

因为我察觉到，这个男朋友根本就不认识患者父母，看样子双方都是第一次见面。

那就尴尬了。

患者妈妈一再追问我，怎么会得这样的病。

我没办法躲避，患者在我手里治疗，我总不能说不知道什么原因就黄体破裂了，得有个说法。

但我实在不敢当着大家的面说是剧烈同房惹的祸，我怕我这话一说，患者爸爸就一个砖头砸向眼前这个担惊受怕的小伙子。

我只好打个马虎眼，说可能跟腹部受力不均匀、腹部受到撞击或者挤压等有关，然后赶紧借口急诊科很忙脱身了。

那当然啦，这里不归我管了，这是麻醉科的地盘。

快到深夜2点的时候，妇科医生从手术室出来了，给我打电话，说术前用麻醉科自己的B超机子看了下，明确有腹腔积液，打开肚子都是血，什么也看不见，艰难地找到卵巢，才发现右侧卵巢上有个差不多 2 cm 大的破口，一直在冒血，跟水龙头一样，恐怕迟一步进去后果都不堪设想。

就是右侧卵巢黄体破裂出血，阑尾没问题。

她们把卵巢缝补起来，止住了血。

加上前后输了 6 个单位红细胞悬液和 1200 mL 血浆，还有差不多 2000 mL 的液体，总算把患者从鬼门关拉了回来。

患者术后进了 ICU 监护。

ICU 是我的"大本营"。

后来听说患者的父母不允许患者男朋友靠近他们女儿，也不让他来医院照顾。

具体什么原因我们也没去问，但猜得八九不离十——人家好端端的一个女儿跟你处对象，虽然大家都成年了，但是惹这么一出，弄到黄体破裂差点丢了性命，人家不怪你是不可能的。

"毕竟同房又不是打架，不能轻点吗？"有护士愤愤不平地说。

但妇科医生觉得这个男朋友有点冤，说看他当时签字的时候就知道是个敢担当的汉子，虽然很害怕，手都在抖，但的确是很关心女朋友的。不害怕是不可能的，平常人哪会跟我们一样天天直面生死呢？

"再说了，黄体破裂这病还是看运气的，有些人搞到天翻地覆也没事，有些人稍微冲几冲就出事了。"

后来患者稳定了，转到妇科病房后没住几天就出院了。

听说出院前她还问妇科医生，这个黄体破裂能不能预防。

妇科医生答复："没办法预防，只要你还在排卵，每个月就还有黄体生成，只要有黄体，就有破裂的可能。"

但一般来说，避免过于激烈的性生活，尤其是在月经前一个星期左右，动作舒缓一点，或许会有帮助。

　　还是那句话，倒霉的可能打个喷嚏、扭个腰都会黄体破裂。

　　但一般来说，黄体破裂都是相对轻微的，可能痛一下子就好了，或者休息几天就好了，只有极少数会导致大量出血休克。

黄体破裂究竟是怎么造成的?

什么是黄体破裂?

这个问题在文章里已经讲到了,黄体破裂是指黄体发育过程中,破坏了卵巢表面的小血管,于是黄体内部出血,导致内压增加,引起破裂,严重的可造成腹腔内大量出血,即黄体破裂。

下腹部受到撞击以及剧烈跳跃、奔跑、用力咳嗽或解大便时腹腔内压力突然升高,都可使成熟的黄体发生破裂。

黄体破裂是妇科常见的急腹症之一,如突然出现一侧下腹剧痛,腹部胀大,伴头晕、恶心、呕吐等,建议去正规医院检查,对症治疗。

再说一句,黄体破裂是妇科病,男性是不会有的。

黄体破裂怎么诊断? 怎么知道自己是不是黄体破裂?

年轻女性,最常见的是 20 ~ 35 岁之间的女性,突发腹痛,尤其是月经来临前 1 周左右发生的腹痛,并且伴随肛门坠积感(出血压迫直肠子宫陷凹)时,不管有无阴道出血,都要考虑黄体破裂,尤其是腹痛之前有剧烈运动(不一定是性生活,可能是跑步或者受到撞击,甚至是打个喷嚏)。

确诊需要依靠妇科超声检查,结合阴道后穹隆穿刺。

诊断时一定要排除宫外孕,做尿妊娠试验或者抽血检测 HCG,如果阴性那就排除宫外孕。黄体破裂和宫外孕有时候临床表现很像。

年轻女孩子腹痛应该考虑什么病?

宫外孕、黄体破裂、急性输卵管炎、卵巢囊肿蒂扭转这些妇科病要考虑，此外急性阑尾炎、胆囊炎、肾结石、肠梗阻、消化道穿孔等也是需要常规考虑的。

女性腹痛很复杂，需要患者和临床医生都更警惕、更有耐心。

女孩别怕

有时候我们需要仔细推敲患者的言语，最好是耐心地沟通，争取发现更多的细节。

1

说一个我在急诊科遇到的年轻女性患者，她在"大姨妈"最后一天阴道大出血，检查过程中血液突然狂喷不止，差点休克，即便是专业医生，看了这么多血都会觉得后背发凉，更别提患者自己了。

那天我值夜班，她来的时候是男朋友陪着的。

我看她脸色苍白，隐隐觉得情况不妙。

果然，她告诉我刚刚逛街时突发大出血，本来月经快要结束了，没想到又来了一波猛的，根本止不住，差点晕倒在公厕。

"裤子都沾染了血，这条穿在身上的裤子是新买的。"她告诉我。

她嘟囔着，说没办法估计具体出血量，但肯定很多，是平时月经量的很多倍，内裤、裤子、地上都是血，身上又没带卫生巾，很狼狈，人都晕乎乎了。

她说这些的时候有点难为情，但事关生死，她还是一五一十告诉了我，害怕遗漏任何一个细节。

我看她面色不好，赶紧让她去抢救室，先上心电监护仪，让护士帮忙抽血化验。

从目前患者自己的描述来看，可能是月经量过大引起的缺血表现，搞不好还会继续出血，甚至导致出血性休克。

这是危及生命的，必须到抢救室待着。

心电监护数据出来了：血压 102/58 mmHg，心率 103 次 / 分，血氧饱和度 99%。

我让护士给患者打了留置针，先挂两袋生理盐水补液再说。

患者出了这么多血，血容量肯定有所不足，补液扩容没错。

生命体征还行，如果没有再出血，问题就不大。

现在的问题是，为什么她会突然有阴道大量出血，是正常月经吗，还是有其他疾病？

我再次跟患者确认，她今天的确还在月经期间，不过是最后一天了。

按平时来说，今天的量应该很少才对，所以患者根本没带足够的卫生巾，万万没想到又涌出了这么多血。

她说幸亏当时旁边就有公厕，否则都不知道该如何处理了。

我问她以前有没有过类似的情况，她说没有，从来没有过。

"以前月经也有不规律的时候，会有少许出血，但一直没在意，也没像今天这么恐怖，我都以为自己要倒在血泊里了。"

看得出她惊魂未定。

我寻思着，得找妇科医生来会诊了，当时我院急诊没有安排妇科医生值班，要会诊就只能找病房的妇科医生下来。

　　一个 27 岁的育龄女性，突然发生阴道大量出血，即便是在经期，我也要首先排除妊娠的可能，包括宫外孕等。

　　一旦妊娠囊破裂，那是可能引发大出血的，血液可能通过子宫流出来。

　　所以宫外孕破裂出血除了会有腹痛，还会有阴道流血。这是我们急诊科医生大意不得的。

　　患者未婚，但很有可能有性生活，因为男朋友就站在旁边，一旦有性生活，那就有妊娠可能。

　　宫外孕越来越常见了，不是少见病，所以我必须首先考虑。

　　"有过性生活吗？"我问患者，同时也看了看她男朋友。

　　"没有。"她否认了，声音不大，但是很干脆。

　　"得说实话。"我也低声说。

　　这个问题是急诊科医生天天都要问患者的，尤其是这样的育龄女性。

　　说老实话，刚开始我并不相信她给的回答，我以为她是不好意思，故意隐瞒。

　　"真的没有，医生，我跟我男朋友认识一年多了，我们约定好等领了证再那个。"

　　患者语气坚定，说得非常诚恳。

　　如果没有过性生活，那就不可能是妊娠，也不可能是宫外孕了。

　　但我还是跟她说，要留尿，做尿妊娠试验。

　　本来也可以抽血的，但晚上我们急诊这边做不了血 HCG 化验，只能化验尿的。

　　姑娘听到还是要做妊娠试验，怔了一怔，问我为什么还要做妊娠试验，似乎有点生气："不是说了吗，我不可能怀孕。"

　　我耐心地解释说："这个检查，我们急诊科对有所怀疑的育龄女性是常规要做的。"

除了怀孕以外，还有别的疾病也会导致尿液中 HCG 这个激素增高，比如恶性葡萄胎、畸胎瘤等。

做一个检查，会更加放心。

我这套说辞已经相当熟练了，料想她肯定会同意。

但她板起脸，有点不高兴了，征求男朋友的意见。

男朋友说："既然医生说做了有帮助，咱就做吧，治病比什么都重要。而且医生也说了，这个也不单纯是化验怀孕的。"

她被说动了，看来还是男朋友的话管用。

我松了一口气，真怕她会拒绝做。

毕竟她说了没有性生活，而且从他们的对话来看，他们很看重这第一次性生活，我如果说不出其他理由，她真可能会拒绝。

但对我来说，患者的话不总是可信的（抱歉，医生真是这样想的），唯有检查才是客观的。在我的职业生涯中，遇到过不少患者撒谎的情况，有些患者撒谎是刻意的，因为担心隐私暴露，尤其是涉及男女方面或者传染病方面的隐私，这可以理解，但撒谎经常会导致误诊。

所以，有时候我们需要仔细推敲患者的言语，最好是耐心地沟通，争取发现更多的细节。

我告诉她，考虑到阴道出血量较多，妇科医生可能会给她安排阴道超声，晚些时候可能要做宫腔镜检查等。

"如果有过性生活，那就没啥，但万一处女膜还是完整的，那就不方便做阴道彩超或者宫腔镜检查，那些检查都会损伤甚至破坏处女膜。"

我继续跟她解释。

她有些纠结。

但与男朋友短暂沟通后，她随即表示理解，说如果医生认为有必要做那就做吧。

她男朋友也表态，没什么比命重要，一切听我的。

我趁她男朋友去缴费，边做记录边自言自语："患者确认无性生活史。"

声音虽小，但确保她能听到，我在等她给我回应。

她很认真地回答我："真的没有，从来没有过。"

好吧，是我多虑了，待会儿留了尿，做了妊娠试验就一目了然了。

2

我让规培医生去催妇科医生早点下来看患者，同时给患者用了一瓶止血药。

没过多久，护士来叫我，说患者又出血了，刚给的护理垫又沾满了血。

我处理完其他重症患者，快速赶到患者床旁，见她眉头紧锁，心神不宁。

我安慰她说，药物起效需要时间，没那么快止住血。另外我已经帮她约了 B 超，做经腹部的妇科 B 超，看看有没有什么发现。

很快尿妊娠试验结果出来了，阴性。

她没有怀孕，也就不可能是宫外孕，我放心了。

阴道大出血的疾病，我能想到的就几个——功能失调性子宫出血、宫外孕、流产、出血性输卵管炎、子宫肌瘤。

宫外孕已经被排除，患者没有性生活，妊娠试验也是阴性的，更加不可能是流产，那会不会是出血性输卵管炎呢？

可能性也不高，因为患者根本就没有腹痛、肛门坠胀感，这都不符合输卵管炎的表现。

想来想去，还是子宫肌瘤出血的可能性高。

如果没有子宫肌瘤，平白无故地，患者怎么可能在月经最后一天突然涌出这么多血呢？

一切准备就绪后，我让规培医生推患者去做彩超。

他们刚去不久，护士就告诉我患者的化验结果出来了。

我大致看了一眼，除了轻度贫血，其余检查结果基本没有异常。

凝血指标都是正常的，血小板也正常，患者阴道出血并不是凝血系统的问题，还是考虑妇科疾病。

只要患者没有再度大出血，估计问题不大，即便是子宫肌瘤出血，多数也不会置人于死地，止血补液也能好转。

等稳定后再交给妇科，至于后续是手术还是吃药、观察就看她们的了，我不擅长这块。

很快患者就回来了。

一路平安，患者脸色也稍微好看了一点。

规培医生兴奋地跟我说："老师果然被你猜中了，患者的确是子宫肌瘤，彩超科老师说是子宫黏膜下肌瘤，有 3 cm 大小，这种肌瘤最容易出血，而且容易大出血。"

终于搞清楚了。

正常人子宫腔是很光滑的，不长东西，但如果里面长了瘤子，很多患者的月经会变得不正常，可能是时间延长，可能是月经量增大。

患者得知自己有子宫肌瘤，忧心忡忡。

我安慰她说："子宫肌瘤是良性肿瘤，这个瘤子本身没什么好担心的，很多女性都有子宫肌瘤，但多数人都没有症状，一辈子都不需要治疗。"

她这个则导致了出血，需要止血治疗，如果保守治疗有效那就最好，否则可能要手术切掉。

听到要手术，她更是吓坏了。

我本意是安慰她，没想到弄巧成拙，这是我始料不及的。有些医生会吓患者，可能是出于好意，毕竟既不懂又不听的患者很多，可能你讲道理十句都比不上恐吓他们一句，吓着他们，他们就会老老实实治疗了，这叫"曲线救国"。但我还是习惯跟患者把道理讲通，讲通了，不用吓他们，他们也能做出正确的决策。

眼前这个患者，我让她好好休息，继续用止血药，观察生命体征，等妇科医生过来评估，暂时不让回家。

3

她开始疯狂看手机，估计在搜索各种跟子宫肌瘤有关的内容，跟男朋友低声讨论着，时不时还问规培医生几个问题，比如这个病会不会影响怀孕等。

没过多久，规培医生慌慌张张跑出来找我，说患者又大出血了，床单都染红了，粗略估计有 300 mL。

怎么会又突然大出血？

我赶紧冲回抢救室。

患者惊慌失措，男朋友站在一旁也是六神无主。

我试图稳住患者情绪，让她别紧张，越紧张血压越高越容易加重出血。

"我会不会死掉？"患者情绪有些崩溃，握住我的手问。

她的手很凉，这是末梢循环不好的表现，她也许休克了。

护士重新给量了血压，只有 90/50 mmHg。

我的天，血压真的下降了，估计出血量很多。

"不用等抽血结果了，直接联系输血科，让他们准备血。患者待会儿可能需要手术，要多备点血。"我跟规培医生说，同时吩咐护士继续补液，加快速度，多开一条静脉通道。

我一直期待患者的出血能止住，但事与愿违，非但没止住，反而越闹越凶了。

我给妇科医生打电话，说刚刚那个患者做了彩超，明确是子宫黏膜下肌瘤导致的阴道出血，现在出血量很大，血压低了，有出血性休克的迹象，问他们有没有空过来看看。

没空也要来了，这样的妇科急症我处理不了，药物止不住血就得上手术。

妇科医生刚好做完急诊手术，说换个衣服马上就下来。

还没等我喘口气，规培医生就告诉我，好说歹说，输血科就是不肯给血，说用血紧张，还说患者血红蛋白还那么高，没有输血指征，不给血。

我接过电话，忍住怒气，说："95 g/L 那个血红蛋白是几个小时前的了，现在患者又有新的大出血，再次复查血红蛋白肯定掉很多，但现在患者血压已经垮下来了，不能等到结果出来再派血吧，到时候可能错过抢救时机，你我都负不了责任。"

最终输血科同意挤出 2 个单位红细胞悬液，还有 400 mL 血浆。

先这么着吧，把血制品拿回来顶一会儿，把血容量补上去。我还特意加大了止血药的剂量。

妇科医生风尘仆仆赶过来。

看到妇科医生，我心里踏实了不少。

她迅速看完患者，说子宫肌瘤出血一般都是在经期，一般情况下药物都能收住，实在不行再上台。

有这句话我更放心了。

像这种子宫肌瘤大出血的还是比较少见，尤其是这么年轻的患者。患者可能同时合并功能失调性子宫出血或者其他问题。

更让妇科医生惊讶的是，患者竟然是第一次发现子宫肌瘤，一发现就这么严重。

患者应该有肌瘤很长时间了，长期有经量偏多，才会导致贫血。

"医生，我看网上有人说子宫肌瘤手术可能要切掉子宫，是这么回事吗？"患者红着眼睛问。

妇科医生回答："那不一定，子宫对咱们女人还是意义非凡的，像你这种小姑娘，还没有过生育的，不到万不得已都不会切掉子宫的。"

"更何况你这个是黏膜下肌瘤，用不着切子宫，只要做个宫腔镜手术，直接从阴道经过，进入宫腔，把瘤子切掉并刮宫就可以止住血，大多数是这样的。"

但妇科医生也不敢把话说死了，补充说："情况严重的话可能也要备着腹腔镜手术，就是宫腔镜、腹腔镜同时上，一个从宫腔进入，一个从腹腔开进来，一上一下，双管齐下，才能万无一失。"

她的话给患者吃了定心丸，一个劲儿地感谢医生姐姐。

"要赶紧把家属找来，签字，万一要上手术呢，做好上手术台的准备。"妇科医生斩钉截铁地说。

男朋友签字肯定是不算数的。

血制品来了，我赶紧给她挂上去，同时加用了一种止血药，希望能发挥作用。

这时候抽血化验结果回来了，不出所料，血红蛋白掉到了 80 g/L，比之前明显下降。

虽然 80 g/L 不算太低，甚至还没达到输血指征（＜ 70 g/L 才给输血，有些患者要＜ 60 g/L 才行，血资源宝贵啊！），但我们估计她还在出血，而且药物可能止不住血，加上可能还要上手术，所以果断把血制品输进去了。

患者父母住得很远，在外省，没办法赶过来，但有个姐姐也在本地，于是把她喊过来签字。姐姐是直系亲属，可以签字。

4

打过电话后，患者就说头晕，而且胸口闷，觉得心跳很快。

我一看她心率 110 次 / 分，这么快的心率肯定不舒服啊，心率快跟失血过多、紧张都有关系。

妇科急症里面我只见过宫外孕会出这么多血，没见过子宫肌瘤也会出这么多血，稍有不慎就有生命危险。

护士又帮患者换了一条卫生巾，换出来的这条全都是血。

刚放进去的卫生巾又被沾红。

妇科医生沉思了一会儿，低声跟我说："看来还是得上手术了，真倒霉，她倒霉，我也倒霉，我加班一天一夜了。"

"能把人救回来就好。"我笑着说。

那是当然。

很快患者姐姐就来了，听说妹妹是子宫肌瘤大出血，要手术切掉瘤子，她顿时不开心了，说她自己也有子宫肌瘤，都十几年了，医生都说不用手术，观察就可以。

妇科医生驳了她一句："每个人情况不一样，子宫肌瘤绝大多数都是无关紧要的，可以不用处理，但有少数出血多的，你不处理不切掉它，留着过年吗？"

"再说，患者现在这个状况看不到吗？血压都低了，血还在往外冒呢，药物效果不好，要眼睁睁看她出血到油尽灯枯为止吗？"

妇科医生雷厉风行，说话也不客气，拳拳到肉。

最终患者姐姐软了下来，客客气气的，问妇科医生手术要怎么做，总不能把子宫切掉吧。

妇科医生把宫腔镜手术的过程又大概给她说了一遍，特别强调可能要用到腹腔镜，而且可能还会用到开腹手术等，很多意外都可能发生。

患者姐姐得知宫腔镜要经过阴道，并且会损坏处女膜，问有没有其他办法。

妇科医生摇头，说："处女膜上也有一个孔，我们会尽量从这个孔进入，但估计还是会损坏这层膜的，要有心理准备。"

姐妹俩简单商量了一下，同意了手术。

我看她俩好像无话不谈，亲昵得很，估计平时感情挺好。

反而身旁这个男朋友显得有点多余，从头到尾没怎么开口说话，但他对患者的关心是肉眼可见的，忙前忙后，眼里满是关切和紧张。

好吧，那就办理入院手续，住妇科。人就不去妇科了，直奔手术室。

其间我接到输血科电话，他们说现在血源紧张，如果刚刚那个患者需要手术备血，要让家属去互助献血，拿到回执后这边才能给她进一步派血。

这里要跟大家提一句，当时还是有互助献血这个政策的，现在没有了。患者想要用血，尤其是用血量大的时候，互助献血是一个选择方案。

我也理解输血科的困难，就把这个事情跟患者讲了。她男朋友二话不说，撸起袖子说："我可以献血，我跟她血型相同，用我的可以。"

说实在话，那一瞬间我被这憨厚的小伙子感动了。

连规培医生后来都调侃，做这兄弟的女朋友还是挺幸福的。别的不说，单一条，能忍到领证再发生关系就不容易，更别说这回还主动露出血管。

"互助献血不看血型的，你能献血就行。"我跟他解释。

他没有过多犹豫，有患者姐姐在这里照顾他也放心，就一个人跑到指定点献血去了。

5

就在患者准备过床时，她苦着脸说："别动，我感觉又要出来了。"

护士赶紧把帘子拉起来，她姐姐帮她更换了卫生巾，果然全都是血了。真是没完没了了。

我在急诊科那么久，头一次见到出血这么猛的子宫肌瘤，以至于我非常担心她是不是合并了凝血功能障碍。可先后两次查的凝血指标都是好的，血小板也是正常的。

患者目前除了阴道出血，没有牙龈、鼻腔、皮肤黏膜出血，这就基本排除了凝血功能障碍。

结合妇科医生的判断，还是妇科疾病。

一边输血补液，一边转运至手术室。妇科医生早就在那边等着了，剩下的就交给她们了。

手术很顺利做完了，分段诊刮，并且宫腔镜下做了黏膜下肌瘤切除术，止住了血。

处女膜最终还是损坏了，这是意料之中的事情。

后来妇科医生跟我讲，患者之所以有这么大量的出血，是因为肌瘤表面有一根裸露的血管，宫腔镜看到它的时候仍然在冒血。"幸亏咱们决定上台，否则靠药物肯定没办法止住血，这种情况的确很少见。"

患者从手术室出来的时候，血红蛋白掉到了 70 g/L。

　　经过术后一段时间的休养、营养支持、补铁等治疗，血红蛋白会逐渐提上去。最关键的是手术解决了出血的问题，只要没再出血，贫血自然会改善。

　　据妇科的姐妹们说，患者住院期间，男朋友对她的照顾可以说是无微不至了，人家不知道的还以为是夫妻俩呢。

子宫肌瘤究竟是否需要割掉?

女性阴道出血都有什么病因?什么时候需要到医院急诊?

女性阴道出血是指来自生殖道任何部位(比如阴道、宫颈、子宫等)的出血,常见的病因有月经异常(比如无排卵性功能失调性子宫出血、排卵性功能失调性子宫出血)、流产、宫外孕、子宫肌瘤、子宫内膜癌、宫颈癌、宫颈息肉等。

还有一些全身性疾病也会导致外阴出血,主要是凝血功能障碍性疾病,比如特发性血小板减少性紫癜。

阴道出血的病因多种多样,不管什么原因,如果短期内出血量大就一定要去急诊看,不要单纯以为是来月经。尤其是伴随腹痛、呕吐等症状时,常提示病情可能较重,要及时上医院处理。

子宫肌瘤严重吗?必须手术吗?

子宫肌瘤是女性生殖器最常见的良性肿瘤,看准了哦,是良性肿瘤,一般病情不会很严重的,首先不要太担心。

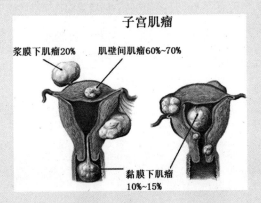

子宫肌瘤

浆膜下肌瘤20%　　肌壁间肌瘤60%~70%

黏膜下肌瘤 10%~15%

✚ 科 普 小 课 堂

子宫肌瘤最常见于 30 ~ 50 岁的女性，二十几岁的也有，但是 20 岁以下就很少见了。据研究，30 岁以上的女性大概 20% 都会有子宫肌瘤，只不过有些人不做检查没有发现而已，平时也可能没什么症状。

子宫肌瘤发病原因不明，可能跟激素异常有关，最常见的症状就是经量增多及经期延长，少数情况下经量会很多，时间长了会出现贫血、心悸等症状。如果突然出血量很大，是可能会导致休克的。

如果子宫肌瘤很大，可能会压迫周围脏器，比如压迫膀胱导致尿频、尿潴留，压迫直肠引起便秘，等等。

没有症状的子宫肌瘤不一定要治疗，定期复查观察就可以了。一些症状轻微的可以考虑药物治疗，但如果肌瘤导致出血过多、严重影响生活（比如有腹痛、性交痛等）、造成不孕或者反复流产的就需要手术切除。

子宫肌瘤真的会影响怀孕吗？

会的。如果是黏膜下肌瘤，会影响受精卵着床，导致早期流产；如果是肌壁间肌瘤，并且个头很大，可能导致宫腔变形而引起流产。

子宫就那么大，就那么一间房子，如果里面长了许多瘤子，尤其是瘤子个头还挺大的时候，可能会影响受精卵的发育，这种时候就应该考虑切掉子宫肌瘤，打扫干净屋子，才能继续妊娠。

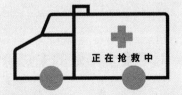

正在抢救中

第四章

对不安全接触的未知恐惧

对于没经验的、未知的东西，我们感到害怕是正常的。

1

说一个在急诊科遇到的病例，起初以为是普通肺炎，后面发现是更加恐怖的病因，年轻护士听到都吓得浑身发抖，拼命洗手，并连忙戴双层手套，现在回想起来还是心有余悸。

那天我值夜班，来了一个年轻男性，33 岁，跟我年纪差不多，来的时候呼吸偏急促，而且口唇似乎有点发绀，我赶紧让护士安排他进抢救室。

几个护士手脚麻利地为他接了心电监护仪，测量血压。

血压还算正常，但是心率很快，达到 110 次 / 分。

他告诉我，连续十几天都有点咳嗽，好像也有发热，平常忙，也没当回事，没想到今晚就加重了，有点憋气，稍微活动就觉得气喘。

护士给他量了体温，38.2 ℃。

"发热了。"我告诉他。

患者有咳嗽、气喘、发热，而且双肺听诊有湿啰音，可能是一个非常典型的肺炎，而且很有可能是重症肺炎，必须住院。

他显然被吓坏了，问我是不是有生命危险，住院的话要住几天。

我不想吓坏他，让他别担心，到了医院什么都好说。

所有检查他都答应。

做 CT 之前，他问护士，能不能去厕所抽根烟，被我听到了，当场骂他个狗血淋头——怀疑重症肺炎还吸烟，简直是嫌命长。

他有烟瘾，这点我一开始就察觉了——一排的烟渍牙，连左手食指都有点发黄。

他也很坦白地说，吸烟十多年，每天大概要抽 2 包。

好家伙，十几岁就开始吸烟了。

也正是考虑到这点，我对他的肺炎才更担心。

我安排规培医生和护士推他去 CT 室，好在抢救室跟 CT 室距离比较近，有惊无险地做完了检查。

结果也跟着出来了，双侧肺炎，双侧病灶比较大。这点在我意料之内。

抽血结果也出来了，白细胞计数比正常值还低了一点。

规培医生很疑惑，说感到有些意外，还以为白细胞计数会高得离谱呢，毕竟是一个这么明显的肺炎，而肺炎又以细菌性肺炎最为多见。

我说白细胞计数不高反而低，这不是什么好事，说明患者可能存在严重感染，连免疫都被抑制了。

一些重症感染患者白细胞计数可能比较低，说不定患者下一步就多器官功能衰竭了。

药房的抗生素来了，护士先给他用了第一次药。

这种严重的肺炎，早一个小时上抗生素，都会多降低一分风险。

之前有个患者，刚来时还好好的，下一秒就直接多器官功能衰竭，我不能再让这种悲剧上演。

考虑到患者是重症肺炎的可能性很大，我叮嘱一旁的规培医生，找呼吸科一同来看看。

没多久呼吸科医生就下来会诊了，评估情况后，同意肺部感染的诊断。

本来该收入呼吸科立马住院的，但由于暂时没床位，今晚只能先让患者在急诊科待着了。

为了安全，我让他直接住在抢救室，不去留观室了。

对这样一个严重的肺炎患者来说，目前能做的就是吸氧、用强力抗生素、补足液体、确保电解质平衡，旁边备着气管插管箱，万一情况转差，随时可能需要上呼吸机。

然后让患者自己签病重知情同意书。

我本来想让他把家属叫过来的，但他告诉我，是临时来广州出差的，在这边没亲人；女朋友虽然一起来了，但还没结婚，自己能签。

他大概是了解了签署这份文件的重要性，笔停在半空犹豫了好一阵子，最终才落下，歪歪扭扭写了自己的名字。

这种独自一人来急诊的患者还是挺可怜的，没有家属在旁，万一等下要抢救了，也会遇到麻烦问题。作为医生，我很同情也很关注这类患者，因为他们比较特殊。正常人面对重病时都会恐惧，更别说自己一个人面对。我嘱咐护士要对他多留点心。

安排好患者后，我叮嘱规培医生看好他，让规培医生有什么事及时来报，接着就去处理其他患者了。

2

没过多久，规培医生告诉我，患者的家属来了，是他女朋友。

很快，他女朋友就过来找我了解病情，问我是不是病得很重。

对这位年轻女孩，我印象深刻，两只手臂有文身，左边是朵花，右边好像是几个字，看不清楚。

得知男朋友有比较重的肺炎，她很着急地问我，有没有生命危险。

听得出来，她很关心患者。

我刚说现在好一点了，护士就急匆匆跑过来，说患者气喘加重了，心率很快，达到 130 次 / 分。

情况非常危险。

"怎么回事？"我快步回到抢救室。

规培医生满头大汗，说患者要起来上厕所（后来发现是想借上厕所偷溜出去抽烟），劝不听，硬要起床，折腾了几下，呼吸就更急促了，心率也飙得厉害。

我看患者气喘吁吁，血氧饱和度掉到了 90%（吸氧状态下），赶紧拿听诊器听了他双肺。

这种情况我最怕是气胸，因为他双肺炎症很明显，肺泡都可能是受损的。

万一肺破了，出现气胸，就可能呼吸急促加重，缺氧加重，如果不及时发现，性命堪忧。

还好，双肺呼吸音听起来还是对称的，不像是气胸。

这时患者回到床上，情况稍稍好了点。

我叮嘱他一定要卧床休息，现在情况是很危险的，一定得听我们医生的，不能下床。想上厕所用个尿壶直接在床上解决吧，或者插尿管也行，总之，不能乱动，不能下床。

这时，我留意到床头柜上放着一个盒饭，问是不是他点的外卖。

他说今天没怎么吃东西，肚子有点饿了，点了吃的，但没吃两口，太辣了，口腔溃疡很痛。

患者还有口腔溃疡？刚才没听他提到。

我急忙吩咐规培医生去拿点氯己定漱口液给他，漱漱口可能口腔溃疡会好得快一些。

好不容易把他安顿好，我这边又去忙别的患者了。

可没过多久，他女朋友又来找我，说患者想拉肚子，要上厕所。

当时我以为他是看病情稍微好点了，又想找借口去抽烟，心里埋怨他可真是让人无奈。

难怪人家说戒烟困难，看来这瘾一上来就真的收不住。

处理了其他患者后，我就奔向抢救室，准备数落他一番，没想到一进门就闻到一股恶臭。护士告诉我，患者实在忍不住，直接拉床上了。

哦，真的是想拉肚子。我为自己的冲动感到羞愧。

"都拉了什么？"我凑过去看了看。

"黄色的稀烂便，都是水。"护士说。

患者看到我后，说实在憋不住，这段时间都是这样，说来就来。

他有点难为情。其实这没什么，患者的屎和尿对我们来说稀松平常，时间长了我们也不会觉得屎和尿是很污秽的东西，反而能为疾病的诊断提供一定的价值，比如拉了血便、脓血便、稀烂便等都是有一定意义的。

"腹泻很长时间了？"我问。

"也就个把月吧，反反复复，我也买了些止泻药吃，效果时好时坏。"

护士和他女朋友在一旁帮忙换了脏的衣物和床单。

真的是很臭，我本来鼻子不大好，被过敏性鼻炎"荼毒"了十几年，嗅觉都已经衰退很多了，但还是扑鼻而来一股没办法掩藏的恶臭。

这么臭的大便，可能存在细菌感染了。

"一天能拉几次？"我问他。

"多的时候有四五次，少的时候一两次，今天就拉了两次。"

他告诉我，除了拉肚子，其他也没什么，偶尔会觉得肚子有点痛，不剧烈。

很少有超过一个星期的肠炎，患者这个情况持续 1 个月了，要考虑一些慢性疾病，比如克罗恩病、溃疡性结肠炎。

这些病都会引起腹泻，还会有腹痛，部分会有便血。

这时，患者突然一阵剧烈咳嗽，让我又变得警惕起来。

我问规培医生："你说患者有没有可能是肠结核呢？"

肠结核也会出现慢性腹泻、腹痛，而且肠结核的同时还可能有肺结核。

部分肺结核也会类似普通肺炎，出现低热、咳嗽、虚弱、乏力等。

规培医生似懂非懂，说："可是胸部 CT 没提示是肺结核啊，不是肺结核那种典型表现。"

我陷入沉思，没错，肺结核影像学特点是病变多发生在上叶的尖后段、下叶的背段和后基底段，眼前这个患者不大符合。

但是疾病都有不典型的时候。

如果患者真的是肺结核，又在这里无遮挡地咳嗽，我们几个可就算是密切接触了。

我下意识地捂了捂口罩，同时也提醒大家接触患者时做好自身防护，口罩一定要戴好，抢救室大门就别关了，通通风。

然后让护士再给患者留一次痰送检验科，看看到底痰液里面有没有抗酸杆菌（抗酸杆菌多数都是结核分枝杆菌），并且多开了两瓶液体静脉用，以防患者因拉肚子丢失过多液体而血容量不足。

离开抢救室之前，我还是叮嘱他，尽量少下床，降低意外发生风险。

这次他很配合，说比较累，也不想折腾了。

3

谁知道没过几分钟，又出事了。

先是规培医生来找我，说患者女朋友突然气冲冲走了，离开了急诊科。

护士了解情况，说刚刚好像听到患者接了个电话，似乎是另外一个女朋友打过来的，然后这个女朋友就生气了，撒手不管了。

"这么狗血？"规培医生瞪大了眼睛。

"不小心听到的，谁那么有空趴窗口听他们讲话。"护士边忙边说。

患者情况比较严重，万一需要抢救或者入 ICU，没有家属是比较棘手的。

女朋友走了，干脆找他要直系亲属电话吧，我们直接联系他家里人，通知一声。

"真是人不可貌相啊，这患者看着弱不禁风的，想不到还有这一手，一脚踏两船。"护士有些不屑。

"别急着给人下定论，说不定事实不是这样的，"我赶紧结束了话题，"咱们的任务是稳住他，让他能顺利去呼吸科。"

"什么叫跟我们无关，这种人女朋友这么多，说不定还会出去花钱找乐子，有没有什么病还不一定呢，咱们可是还得给他打针输液的。"

护士继续发牢骚，又来了一句："想想就觉得恶心。"

她这句话让我后背一凉。

我全身像被电击了一样，伫立不动。

糟糕透顶了，左分析右分析，我竟然忽略了一个令人生怖的疾病。

我拔腿冲入抢救室。

患者刚挂了电话，人比较冷静，好像女朋友走了丝毫没有影响到心情。

我直截了当地跟他说："问个问题，希望没有唐突，你有没有吸毒？"

他显然被我这个问题吓坏了，说没有，仅仅是吸烟而已，毒品从来没碰过。

我仔细检查了他双上肢血管，的确没有见到针眼，最起码他没有通过静脉吸毒，但不能排除他通过鼻孔吸入方式吸毒。

为什么我怀疑他吸毒呢？

因为我见过长期吸毒导致严重感染的病例，他这么瘦，又吸烟，有差不多半个月的发热，现在又有肺炎、肠炎的可能，不得不让我心存疑惑。

更重要的是，我怀疑他有艾滋病。

规培医生听我说这句话的时候，吓得嘴巴都合不拢。

本来我就觉得他有些古怪，年纪轻轻怎么就得这么严重的肺炎呢？

我们见得最多的重症肺炎都是中老年人，尤其是老年人；年轻人发生重症肺炎的概率偏小，除非合并了其他可能损伤免疫力的疾病。

而且这个肺炎的 CT 看起来跟平时的不大一样，这是间质性肺炎，很多毛玻璃影。

尤其是我发现他还有口腔溃疡、不明原因的腹泻，而且时间都不短，都有个把月了，这让我的疑惑进一步加深。

更重要的是，他的血常规提示白细胞计数偏低，这可能是严重感染导致的免疫抑制。

但还有另外一个可能性，就是他本身存在削减免疫力的疾病。

还有，血常规提示他的淋巴细胞计数偏低，这一点我最初忽略了，但刚刚重新拿来看的时候，这个偏低的淋巴细胞计数让我更加疑惑。

直到护士骂他"一脚踏两船"，并且怀疑他有性病的时候，我的思路一下子清晰了！

我是真的怀疑他有艾滋病！

艾滋病最常见的传播方式就是性传播，然后才是血液传播、母婴传播。

但这个怀疑不能那么快就说出来。我关上抢救室的门，低声问他，有没有过不洁性行为。

他也很爽快，没有隐瞒，说几年前有过，而且不止一次。

我的心里凉凉的。

"戴套了吗？"我小心翼翼地问他。

"有时候戴，有时候没戴，不总是准备得那么充分。大家都是男人，你也懂的。"

他这两句话，彻底让我紧张了。

有过高危性行为，加上眼前这一切，我有非常充分的理由怀疑他有艾滋病。

如果真的是艾滋病，那他的肺炎可能就是肺孢子菌肺炎，这是一种只发生在免疫力严重削减的患者身上的真菌性肺炎。

当然，一切都是我自己的推断而已，没有证据。

本来所有患者入院都要常规抽血查免疫四项的，包括艾滋病、梅毒等，但我等不及了，必须现在就抽血查。

我明确告诉他，怀疑有艾滋病的可能，要完善检查。

他怔了一怔，没有拒绝。

4

我把患者可能有艾滋病这件事告诉了当晚所有的护士、护工和规培医生，让大家在照顾他的时候一定要加倍小心。

艾滋病是性传播、血液传播疾病，只要不接触他的血液就不怕，大家戴好口罩，平常的护理工作是没问题的。尤其是护士，给患者打针输液一定要小心。

几个刚刚给患者打过针的护士听到我的话，吓得浑身发抖，拼命洗手，然后戴了双层手套。

"其实大家手上都没有破损的皮肤，不会被传染的。再说，仅仅是怀疑他有艾滋病，没有确诊，大家不要太害怕。"

"即便他有艾滋病，也没那么可怕，艾滋病现在是慢性病，可以通过长期吃抗病毒药物遏制住病情，不是绝症，不要恐慌。"

话虽如此，几个年轻姑娘还是被吓得不轻。

最后年资稍高的护士挺身而出，主动说换她去护理这个患者吧，她经验丰富一些，不容易犯错误。

我现在只希望他今晚能安全度过，病情不要恶化，不需要气管插管上呼吸机，不需要更多有创伤的治疗。

假如他血压不好了，需要大量补液、使用升压药，我可能就得给他做深静脉穿刺，那样的话，我自己暴露的风险也会升高。

但如果他真的进展到那个程度，硬着头皮也要上。

另外，我希望我的猜测是错误的，是自己吓自己。

最终我们还是没有联系上他的家人，他也说了，如果真的出事的话，他会找家里人来的，"现在不是还好好的嘛"。

年资高的护士给他抽了一管血，送检验科查免疫四项，其中就包括艾滋病抗体。

抽完血，我见她额头上也冒汗了，说不紧张那是骗人的，艾滋病是绝症这种观念在我们医护人员群体中根深蒂固，更别说普通人对艾滋病的恐慌了。

事实上，传染病院的同行多次跟我们强调，艾滋病现在是慢性病，不是绝症，大家不要太恐慌。

那天夜里，我一有空就过去看患者情况。幸运的是，经过吸氧、用上抗生素后，他的肺部情况稍微好转，安静状态下呼吸急促没那么明显了。

我的心也一直悬在半空中，担心他一下子转差，需要各种抢救，那就有些棘手了。

我可以说服自己不去害怕他，毕竟患者在我手里，我义无反顾，但我不确定我的同事们会不会因为这个而有所犹豫，毕竟我们处理艾滋病都没有什么经验。对于没经验的、未知的东西，我们感到害怕是正常的。

但同事们的表现出乎我的意料，大家该做什么还是做什么，反而是我多虑了。

即便他真的是艾滋病，那也没什么大不了的，不接触血液、戴好手套就行了。

好不容易熬到第二天，主任来了，我把情况跟主任汇报了。本想着汇报之后跟呼吸科要床位，但主任拦下来了，说："暂时不着急联系床位，等艾滋病抗体结果出来再说吧，如果是阳性的，得直接转传染病院，我们这边不能留他。"

主任说得有道理。

5

我忙了一个晚上，跟接班的同事交代注意事项后，就下班走了，过了没多久，接到了同事电话，他迫不及待地告诉我，阳性。

我一下子爬起来，再也睡不着了。

没错，这个年轻男子的艾滋病抗体是阳性的，再结合他有过不止一次的高风险性行为，诊断几乎是板上钉钉了。

我后背一阵冷汗。

我猜对了，但一点都不开心。这次没有以往那种正确分析患者病情的快感，反而有一种隐隐的失落，言语难以表达。

这是我第一次跟艾滋病患者这么近距离地接触，虽然后来我也见过几个艾滋病患者，但都没有这次印象这么深刻。

患者最终没有收入呼吸内科，而是直接转去了传染病院。

听说后来做的艾滋病确证试验也是阳性的。我们医院做的筛查试验是阳性，疾病预防控制中心（简称疾控中心）做的确证试验也是阳性，真相大白了。

这个肺炎，原来是艾滋病惹的祸。

患者感染了艾滋病病毒后，会经历很长一段时间的无症状期，可能是几年，也可能是十几年，等到病毒破坏了免疫系统后，才逐渐出现症状。

比如肺部感染了细菌或者真菌，肠道也被感染了，口腔溃疡也会有，总之全身各处都可能发生问题，因为免疫系统被击溃了。

后来我了解到，这个患者在传染病院死亡了，死因是多器官功能衰竭。

终究还是无力回天。发现得太晚了，治疗也太晚了，又合并了严重的肺部感染，救不回来也在常理之中。

我突然好奇他的几个女朋友有没有被感染。

同事打听了，说那个文身的姑娘也去做了检查，结果是阴性的，没有被他传染。

我长长舒了一口气，真的是幸运至极啊！

而那天晚上护理这个患者的几个护士，都咨询了我们的专业人士，经过谨慎评估，大家都没有暴露的风险，也是虚惊一场。

真的希望大家都能学会保护自己，避免高危性行为，否则，悔之晚矣。

艾滋病可怕吗？

艾滋病是通过什么途径传播的？用对方的毛巾真的会被传染吗？

众所周知，艾滋病主要是性传播疾病（传播途径还有血液传播、母婴传播）。因为艾滋病病毒存在于血液、精液和阴道分泌物中，不管是同性还是异性性接触都可能导致传播。

性接触中，只要有细微破损都可能会让病毒侵入人体而致病，所以不要以为性接触时间很短就安全，一点都不安全。性伴侣过多、还没有保护措施就更加不安全。

之前有人得了艾滋病，不肯承认自己有不洁性行为，把问题甩给毛巾，说是艾滋病患者污染了毛巾，而自己接触了那条毛巾才导致的感染，这种说法是站不住脚的，因为艾滋病病毒对外界环境抵抗力很弱，对温度尤其敏感，离开人体后活不了多久。

资料显示，常温下艾滋病病毒可存活数小时到数天，但如果加热至100°C，20分钟就可以完全将其灭活，并且艾滋病病毒能被常规消毒剂杀灭，所以马桶盖、毛巾、泳池等都不会传播艾滋病。

握手、拥抱、共同进餐会传播艾滋病吗？

这是大家都很关心的问题，可以明确地说，不会。艾滋病病毒的传播途径主要是性传播、血液传播、母婴传播及一些医疗途径（比如被污染的针头刺伤），迄今为止没有任何证据表明普通的生活接触会传播艾滋病，所以跟艾滋病患者握手、拥抱、共同进餐并不会传播艾滋病，大家不要太害怕。

艾滋病患者看起来有什么异常吗? 怎么判断一个人是不是有艾滋病?

很难判断一个人是不是有艾滋病。传染病院有很多艾滋病患者, 每年也有几万新发艾滋病病例, 但即便是长期接触艾滋病患者的医生, 也没办法单独从外表上判断哪个患者有艾滋病, 必须依靠检查。

艾滋病病毒感染人体后会有三个阶段: 急性期、无症状期、艾滋病期。

急性期就是感染最初的那段时间, 持续 2 ~ 4 周, 部分感染者会有类似感冒的表现, 比如全身不适、头痛、恶心、呕吐、腹泻、咽痛、关节痛等, 这时候患者体内还没有产生艾滋病病毒抗体, 所以没办法通过检测抗体来判断有没有艾滋病, 这段时间也叫窗口期。虽然检查不出抗体, 但是患者的确有艾滋病, 这段时间是可以传播艾滋病的。

过了急性期后, 患者逐渐平稳, 进入无症状期, 一般持续 6 ~ 8 年。这段时间患者看起来一切如常, 能正常工作、生活, 但体内病毒含量很高, 有传染性。这段时间的患者最危险, 以为自己正常, 如果到处跟别人发生性关系, 就是个"行走的传播器"。这时候的患者往往是在无意中检测发现患有艾滋病, 比如要做某个手术, 术前常规检查才发现。

等患者的免疫系统被破坏得差不多了, 患者就开始出现各种症状, 这就进入了艾滋病期。这是感染病毒的终末期, 患者会有发热、腹泻、体重减轻、淋巴结肿大等, 然后会有各种器官感染及肿瘤, 比如肺部感染、中枢神经系统感染、消化系统感染等。很多患者都是这个时候才来医院检查, 才发现有艾滋病。

艾滋病怎么治疗? 是绝症吗? 能活多久?

上面我们讲了, 艾滋病本身有个无症状期, 差不多有 10 年时间, 所以感染了艾滋病病毒不是马上就不行了, 而是会活很长时间。

目前有很多抗病毒药物，越早发现自己感染了艾滋病病毒，越早启动治疗，预后会越好。传染病院的医生告诉我们，艾滋病已经可以算是慢性病了，尽早启动合适的抗病毒方案，可以长期存活，并不是说一旦确诊就毙命的。从这点来讲，狂犬病比艾滋病恐怖得多。

但如果一直没发现艾滋病，直至终末期才来治疗，那时候可能有了很多并发症，那预后肯定比较差。数据显示，终末期 1 年患者病死率 50%，3 年病死率 80%，5 年几乎全部死亡，并且如果不规范抗病毒治疗，病情也会恶化得很快。

因此，如果无意中发现有艾滋病，一定要积极配合医生治疗，只要启动正规适当的治疗，是有机会长期存活的。从这点来说，艾滋病也没有以前那么恐怖了。

如何预防艾滋病？

洁身自好，杜绝不洁性行为，万一真的有，一定要做好安全措施，并且全程戴安全套。

发生了不洁性行为后突然后悔了，害怕惹上艾滋病，要赶紧去医院，72 小时内服用阻断药物，可以非常高效地阻断艾滋病感染的风险。

去哪里检测艾滋病？

各地都有疾控中心，可以去那里咨询。国家实施免费的艾滋病自愿咨询和检测，而且这是保密的。如果怀疑自己有艾滋病，又暂时不想让其他人知道，可以去疾控中心咨询。

一朝被狗咬

我能感觉他话语里透露出一种莫名其妙的恐惧感，他现在
太需要帮忙了，而我，目前就是他眼里的"救命稻草"。

1

本篇跟大家讲一个真实且恐怖的急诊科病例。

我接诊的一个年轻患者，网恋"奔现"后开始持续发热，担心
得传染病，跑来急诊检查，结果显示比传染病恐怖百倍。

那时候我还不在 ICU，在急诊科。傍晚时分，来了一个 27 岁的
男性患者。

患者来的时候还挺正常，就是有点发热、乏力，觉得浑身没劲，
头痛。

但他说，发热持续好几天了，不过断断续续的，自己量了体温，
也就 38.5 ℃ 左右，不是太高。

发热太常见了，成千上万的疾病会出现发热症状，急诊科医生

最怕的就是发热、腹痛、胸痛这几个症状。

简单询问病史后，我认为是上呼吸道感染。各项检查做下来，结果也都显示正常。

抽血化验的血常规也出来了，白细胞计数是正常的。

其他指标也没有太大异常。

综合来看，上呼吸道感染可能性大。

"我给你开了点感冒药，回家好好休息，多喝水就行了。"我边开医嘱，边跟他说。

他迟疑了一下，说："医生，有件事不知道要不要告诉你。"

他把声音稍微压低了。

"说吧，什么事。"我还在开医嘱，也没抬头看他。

他忸怩了好一会儿，才告诉我："前段时间跟谈了一年多的女网友见面了，见面后没多久就发生那啥了，不知道有没有影响。"

我的思绪一下子被他吸引住了。

"什么意思，说清楚点。"我望着他说。

"就是那个，我一个月前跟女网友见面了，并且……并且发生了关系，性关系，后来就开始发热，不知道会不会有传染病之类的。"

他说得有点不自在。

"但是我肯定，是做了安全措施的，有戴保险套（避孕套）。"他看着我，似笑非笑。

"我担心会不会传染性病，艾滋病之类的，所以今天来看看急诊。"

我有点想笑，但是肯定不能笑，因为看得出他还是很担心的。

作为一个专业的医生，不管患者的病史多好笑，都不能当着人家的面笑出来，我是受过专业培训的，一张严肃的、冷静的脸很重要。

我说："你先不用害怕，首先你戴了安全套，那基本是安全的了，但是考虑到你有冶游史（就是不洁性行为史，后来想了一下，其实跟女网友发生关系不一定是不洁性行为，但还是有风险），还是要警惕的。"

艾滋病急性期可能会在感染 1 个月左右出现症状，就是发热、乏力这些。

"如果不放心，明天去门诊皮肤性病科咨询艾滋病检查相关的问题，急诊这里做不了这些项目。"我给他建议。

艾滋病相关的检查，我能做的就是查免疫四项，查的是艾滋病病毒抗体，但这些抗体是需要时间才能产生的，不能在早期诊断出艾滋病。而且我从来没有见过艾滋病，没有经验，让他去皮肤性病科是对他负责。

我说得没错，早期艾滋病可能就只有发热、乏力，看起来跟普通感冒没什么区别。

他的担心，其实是有道理的。

我跟他解释了几句，开了点退烧药，让他多喝水，他理解了，就回去了。

2

让我想不到的是，第二天他又回来了。

他今天穿的衣服比昨天多。

"很冷吗？"我问他。

他微微笑了笑，说还好，然后说昨天回去之后吃了药效果不好，昨晚还是发热，而且睡不好，总感觉全身都不舒服。

这番话让我警惕了。

不会真的是艾滋病吧，我的天！

艾滋病的所有症状都是不特异的，当人体的免疫力出问题后，乱七八糟的疾病都会来，所以艾滋病早期非常容易误诊，必须借助辅助检查才能排除。

事实上，支持他是艾滋病的证据不多，目前仅仅是一个"不洁性行为史"，而且他自己言之凿凿做好了安全措施，那么被传染艾滋病的可能性是不高的。

"你当时用的避孕套是自己买的还是对方给你的？"我问他。

"我自己准备的，我包里经常会备着，就怕用得着。"他有点不好意思地笑了。

"这么看来，避孕套是完整安全的，不存在破损避孕套的可能。"

想到这一层，我的思绪就开阔了些，想想有没有其他可能性。

昨天的胸片、心电图、血常规都是正常的，患者现在有发热、乏力、浑身不舒服等非特异症状，要想进一步鉴别，必须找到新的突破点。

于是我给他仔细查了一遍身体，从头到脚，没发现特殊异常。

为了排除性病的可能，我让规培医生关了门，自己戴了手套，拉好帘子，准备仔细看一下他的生殖器及会阴部。

他起初还有些别扭，不大愿意脱裤子检查。

我说："这有什么，你有的我也有。"他才愿意配合。

当时我除了怀疑他有艾滋病，更重要的是要看有没有梅毒、淋病等，这些疾病也可能导致发热、乏力。

我仔细看了，没发现软下疳、皮疹、溃疡等异常。

"有没有呕吐过？"检查完我问他。

"没有，但是胃口不怎么好，昨天没怎么吃东西。"

他眼睛看起来有点疲惫，嘴唇很干，看来昨晚真的没休息好。

"做什么工作的？"我问他。

这个问题本来昨天就应该问清楚，但昨天太忙，加上我先入为主认为他是普通感冒，所以没问。

患者的工作性质，有时候是诊断的关键。

"我是做销售的。"他说。

"销售什么？"我追问。

"代理××啤酒的。"他说。

我"哦"了一声，没再问什么。我平时不喝酒，也没听过这个名字。

这时候护士推门而入，却把他吓了一跳。

这么一个壮汉，却这么胆小，裤子早都拉起来了，还这么容易被吓着，我心里觉得奇怪。

他把领口拉高了些，似乎有点冷，又让护士把门关上，说外边风大。

护士没说什么，跟我要了点东西后顺手关了门出去了。

"你很冷？"我问他。

"有点。"他说。

糟糕，该不会有畏寒吧，我想。

患者有发热、畏寒，浑身不舒服，看样子不像是普通感冒，该不会是其他脏器的感染吧，比如肝脓肿、胆囊炎、肺炎等。

但昨天血常规看到白细胞计数不高啊，而且体格检查也没发现肝区疼痛等异常体征，患者自己也没有说腹痛、胸痛、咳嗽等，我有点疑惑。

如果是严重的感染，患者有脓毒症，也会有类似表现；如果不是显眼的感染，那可能会是比较隐匿的感染，比如深部组织感染。或者是血液系统疾病？白血病？淋巴瘤？

我开始进行头脑风暴，这些血液系统疾病也会有类似表现，而且可能病情比较重，预后差，甚至短期内威胁生命都是有可能的。

3

我越来越不敢大意，立马就给他重新测量了体温，38.0 ℃，低热。

"小便有没有问题，有没有尿频、尿急、尿痛？"我问他。

他说没有，那我基本上可以排除是泌尿道感染方面的问题；而且刚刚检查了，腹部也是正常的，不像是腹腔脏器有炎症的表现。

"你像是感染性疾病，但目前我没找到能够很好解释病情的感染灶，需要进一步检查。"我告诉他。

"今天咱们要做个胸腹部 CT 看看，重新留血，做血培养及其他常规化验。这可能需要花些钱了。"

"大概得多少钱？"他问我。

"要一千多。"

我知道这个钱对他来说不是个小数目。

但没办法，这些都是必须做的检查项目，不做这些，我拿不到证据，没办法正确诊断，那就没办法准确用药。

"做，可以做，"他低声说，"只要对治病有帮助的，尽管开，我都配合。"

我能感觉他话语里透露出一种莫名其妙的恐惧感，他现在太需要帮忙了，而我，目前就是他眼里的"救命稻草"。

他到底是什么问题呢？我大脑快速思索着，动作却很慢。

今天忙了一天，没怎么喝水，我顺手拿过桌面的保温瓶，打开盖子，咕嘟咕嘟喝了两口。

让我没想到的事情发生了！

就在我喝水的瞬间，他倏地站了起来，后退了两步。

我被这突如其来的举动搞得莫名其妙，瞪着他，想问他怎么了。

但当我看到他脸上惊恐的神情时，顿时感到背后一阵凉意。

他死死盯着我手中的保温瓶，没说话，喉头上下抽动着，脸色开始变得铁青。

这一切发生得太迅速，我来不及思考。

"你怎么了？"我问他。

我也惊愕。

"没……没什么，水……水……"他开始有点语无伦次，想看我手中的保温瓶，又不大敢看。那样子就像做错事的孩子一样，躲在墙角，紧缩着身子。

突然，我的思绪像被雷电击中一样。

他该不会是害怕我手中的保温瓶吧？他该不会是害怕我喝水吧？

他怕水！

如果是有经验的医生，看到我这个描述，应该就能猜到这个患者的疾病了。

他今天一开始就表现得很反常，大热天的穿了两件衣服，衣领还拉得那么高，说明他怕风，我开始以为他是畏寒。

他胃口不好，我开始以为是发热所致。

但是为什么口唇那么干燥呢？我不是叮嘱他回家多喝水了吗，为什么他不喝？现在看起来是因为他不敢喝啊。

但这一切只是我的猜测而已。

在疾病谱里面，我认识的，会导致害怕水的只有一个疾病，那就是狂犬病！

我不愿意他是狂犬病啊，如果真的是狂犬病，那他基本上就是被判死刑了。

可是他的的确确是害怕我喝水啊，我即便再不愿意他是狂犬病，也没办法改变事实。

我现在能做的，就是得先想办法去证实我的假设。

为了证实我的猜想，我面对着他，犹豫了一下，又喝了两口水。

吞水的时候我故意发出比较大的声音，紧紧瞪着他，看他会有什么反应。

当我看到他反应的时候，我后悔了，因为他显得极度不自在，脸上表情扭曲，显得非常痛苦、害怕。

他干燥的嘴唇显得极度苍白，好像刚从沙漠里出来一样，非常缺水。

我赶紧咽下那两口水，放好保温瓶，同时手脚也下意识地警惕起来。如果他真是狂犬病，看这个状态，应该属于兴奋期了，这个阶段的患者可能会有幻觉，万一他精神失常，向我袭击，我该如何应对，我那时甚至都想好了办法。事实上狂犬病患者极少会袭击旁人，但他那个样子看起来比较可怕，加上我当时经验尚浅，以至于我有这样的担忧。

在我放好保温杯后，他也逐渐缓了过来，但始终不敢再靠近我。

我突然觉得很悲伤，很悲凉，一种无力感向我袭来。我多么希望他不是狂犬病。

我内心想法这么多，他自然是不知道的。

"最近被狗咬过吗？"我小心翼翼地问他。

他稍微想了想，然后缓缓点头，说有的，正月底在乡下被小狗抓咬过……

他说到这里的时候，嘴唇开始颤抖，支支吾吾，没再说下去。

"有去处理伤口和注射狂犬病疫苗吗？"我迫切地问他。

他支支吾吾，说当时用了点辣椒处理伤口，疫苗没接种。

4

我的心情跌落到冰点。

我赶紧安抚他坐好，然后出去找主任。这是个很可怜的患者，极有可能是狂犬病。他此刻没有亲人和家属在，没有人照顾他，作为医生，我应该去安慰他，万一他真的是狂犬病发病了，可能就没得治了，我能做的就是安慰和对症治疗，让他舒服一些，没那么难过。

我迫切想找到主任，等主任指导我下一步该怎么做。

可惜那天主任刚好不在，我只好打电话告诉他，说诊室来了一个怀疑是狂犬病的患者，让他回来看看。

主任在开会，回不来。刚好老马在，我跟老马说了这个病例。

老马说如果真的有明显的恐水表现，那就要高度怀疑狂犬病了。

狂犬病毒从伤口进入，一路循着神经进入大脑，可能损坏了大脑部分结构，尤其是迷走神经核、舌咽神经核及舌下神经核，会导致吞咽肌肉及呼吸肌肉痉挛。

患者一看到水，就会不由自主地联想到呛水窒息，所以会出现恐水表现。

这时候的患者是很惨的，身体非常缺水，非常渴望喝水，但又极度害怕水，别说喝水，即便是听到水声，都可能会发疯。

老马沉思了一下，说先联系感染科吧，请他们来看看。

狂犬病一旦发病，会先经历几天的前驱期，就像感冒一样；然后会进入兴奋期，这时候患者恐水、恐风、肌肉痉挛甚至精神失常，一般这个兴奋期也就维持 2 ~ 3 天。

患者现在就处在这个兴奋期，过了这两天，马上就进入麻痹期，呼吸循环麻痹，很快就会死亡，撑不过 1 天。

我越听越害怕，忍不住打了个寒战。

"真的没有任何治疗办法吗？"我问老马。

我当然知道狂犬病一旦发病，死亡率是100%，但我还是希望老马能给我一个希望。

老马缓缓摇头，说到现在都还没有特效药，一切都是命。

当初患者要是马上去注射狂犬病疫苗，说不定就能逃过一劫，否则一旦发病，"大罗神仙"都没办法。

"赶紧回去处理患者，联系家属，对症处理也好过什么都不做。"老马说。

我拔腿就跑。

等我回到诊室时，患者却不见了，问了急诊台的护士，说患者刚刚匆匆离开了。

我怅然若失，一时没了主意。

老马赶到，说如果真的是狂犬病，那他就活不久了。

我拨打患者电话，试图联系他，让他回医院就诊，但电话怎么也打不通。

事后我联系感染科，告知了这个情况，他们也认为诊断狂犬病可能性大，但不能确定，如果有病毒抗原、抗体检查就好了。

但患者已经走了。我不知道他为什么要走，而且是什么也没说就偷偷地走了。

他或许是意识到了问题，甚至是知道大期将至，尤其是当我问他是不是被狗咬过的时候，他更加慌乱了。

他也许是不想死在医院，或者是想回家找偏方治疗，没人知道。后来我们把患者资料提供给了疾控中心，由他们跟踪患者后续情况。

这是我从医以来见到的第二例狂犬病，当然，这例只是高度怀疑而已，没有确诊。

想起昨天他跟我说跟女网友发生关系的时候，他那么害怕，我还觉得好笑。现在回过头看，我宁愿他是艾滋病。

艾滋病可怕吗？可怕，但是艾滋病潜伏期平均有 9 年那么长，从初始感染到终末期是一个很漫长的过程，可能持续 10 年甚至更长时间。

而且现在抗击艾滋病病毒的药物越来越多，很多患者甚至可以做到跟患普通慢性病一样，带病生存了。

而狂犬病不一样，一旦发病，不超过 6 天，就会死亡。作为一名医生，我当然希望我的患者能活下来，这是我们的职责，但现实就是这样，有时候挺无奈的，但又不能不面对现实。

科学看待狂犬病。

狂犬病潜伏期多长？

一般认为是 1 ~ 3 个月，大多数在被咬后 3 个月内发病，但也有个例报道潜伏期长达 10 年以上。潜伏期长短与年龄、伤口部位、伤口深浅、入侵病毒数量和毒力等因素相关。

狂犬病发病过程如何？几天会死亡？

狂犬病一旦发病，多数会有典型的三期临床表现。

首先是前驱期，会有低热、乏力、头痛、恶心、全身不舒服。之后出现恐惧不安、烦躁失眠，对声音、风、光等刺激很敏感。这个阶段持续 2 ~ 4 天。

然后进入兴奋期，高度兴奋、恐惧不安、恐水、恐风、高烧。恐水不一定每个患者都有。患者意识多清醒，少数会有幻觉。这个阶段持续 1 ~ 3 天。

最后进入麻痹期，肌肉痉挛停止，全身瘫痪，昏迷，最终呼吸循环衰竭而死亡。这个阶段一般是 6 ~ 18 小时，不超过 1 天。

上述病程一般不超过 6 天。

狂犬病一旦发作，真的死亡率 100% 吗？

我国医学教材《传染病学》（第 8 版）明确表示：狂犬病是所有传染病中最凶险的病毒性疾病，一旦发病，死亡率达 100%。

✚ 科 普 小 课 堂

被狗咬了，什么情况下需要注射疫苗？

这是大家最关心的一个问题，也是最关键的一个问题。这涉及一个专业的概念：暴露。

狂犬病暴露是指被狂犬、疑似狂犬或不能确定是否患有狂犬病的宿主动物咬伤、抓伤、舔舐黏膜或者破损皮肤处，或者开放性伤口、黏膜直接接触可能含有狂犬病病毒的唾液或组织。

不是所有被狗咬了的情况都算暴露，一定要是被狂犬、疑似狂犬或不能确定是不是狂犬咬伤才算暴露，如果是被自己家里的小狗咬到，小狗一直都是在家里养，从来没有外出过，没有接触过其他狗，那是不可能患有狂犬病的，这时候被它咬伤，顶多是咬伤，不会有狂犬病，这种情况不需要接种狂犬病疫苗，但前提是你得确保你的狗是"清白"的。

根据《狂犬病预防控制技术指南》（2016 版），按照暴露性质和严重程度将狂犬病暴露分为三级：

暴露类型	接触方式	暴露程度	暴露后免疫预防处置
I	符合以下情况之一者： 1. 接触或喂养动物 [a,b]； 2. 完整皮肤接触狂犬动物或人，以及狂犬病例的分泌物或排泄物。	无	确认接触方式可靠则不需处置
II	符合以下情况之一者： 1. 裸露的皮肤被轻咬； 2. 无出血的轻微抓伤或擦伤。	轻度	1. 处理伤口； 2. 接种狂犬病疫苗。
III	符合以下情况之一者： 1. 单处或多处贯穿皮肤的咬伤或抓伤 [c]； 2. 破损的皮肤被舔舐； 3. 开放性伤口或黏膜被唾液污染（如被舔舐）； 4. 暴露于蝙蝠 [d]。	严重	1. 处理伤口； 2. 注射狂犬病被动免疫制剂（抗狂犬病血清/狂犬病免疫球蛋白）； 3. 注射狂犬病疫苗。

注：a.暴露于啮齿类动物、家兔或野兔时通常无须接受狂犬病暴露后免疫预防。

b.禽类、鱼类、昆虫、蜥蜴、龟和蛇不会感染和传播狂犬病。[美国疾病控制与预防中心（CDC）明确指出：所有的哺乳动物都可患狂犬病。禽类、鱼类、昆虫、蜥蜴、龟和蛇不属于哺乳动物，不会感染和传播狂犬病。]

c.发生在头部、面部、颈部、手部和外生殖器的咬伤属于Ⅲ级暴露。[世界卫生组织（WHO）推荐：由于头、面、颈、手和外生殖器部位神经丰富，建议这些部位的暴露属于Ⅲ级暴露]

d.暴露于蝙蝠属于Ⅲ级暴露。

Ⅱ级和Ⅲ级暴露者疫苗接种程序一般是 5 针法，即第零（当天）、三、七、十四、二十八天各接种 1 针，总共 5 针。

很多人说的"十日观察法"是什么？什么情况适合用？

每次有医生科普疫苗的重要性，评论区都会有一堆人说 WHO 的"十日观察法"。他们的意思是，被狗咬了不要紧，只要观察这只狗 10 天内会不会死掉就行了。

如果肇事狗 10 天内死掉了（可能是狂犬病发病死掉），那就赶紧接种疫苗;如果肇事狗过了 10 天还活蹦乱跳，那就没事了，不用接种疫苗。

上述做法是不恰当的。

WHO 及 CDC 推荐的"十日观察法"的确存在，国际上承认，但它是有很多限制的：

（1）"十日观察法"仅限于家养的狗、猫等，而且伤人动物需有 2 次明确记载有效的狂犬病疫苗接种史，否则不要拿命开玩笑。

（2）肇事动物能不能被隔离观察？如果是自家的狗那是可以观察 10 天的；如果是流浪狗，它咬了我一口，还会停留在那里让我观察 10 天不成？

（3）这是最重要的：暴露后应该立即接种疫苗，不要等 10 天后再决定是否接种，否则可能错失良机。但是如果 10 天后我们能看到肇事动物仍然存活，那么接下来的 2 针（第十四天、第二十八天）就不用打了。

综上所述，大家一定要谨慎对待"十日观察法"，它是科学的，但一定是有前提条件的。不是说被狗咬了我们等 10 天，看它死不死，它如果不死，就不接种疫苗，它死了就赶紧接种，不是这样的。

如果误喝了农药

说在前，代表医生预料到了，但是不能避免；说在后，意味着医生可能根本没考虑到，是经验不足或者考虑不周了，这不是好事情。

1

前段时间跟朋友聊天，说起我们 ICU 的一个患者，年轻女性，一次冲动喝农药酿成悲剧，让人感叹命运的脆弱，可惜，后悔已经迟了。

那天晚上我在 ICU 值夜班，接到急诊科的电话，让我去会诊，说是有个喝农药自杀的女孩子，病情不轻，得上 ICU。

广州是个大城市，喝农药自杀的患者已经很少了，我就见过两次，这是第三次。

我到了急诊科，见到患者，是个 25 岁的小姑娘，父母都陪着。从年龄来看不算小了，但个头比较小，以至于我一开始以为她没满 18 岁。

她生命体征还是稳定的，我甚至有点不满了——这么好的生命体征，大半夜的，怎么就要上 ICU 了呢？

急诊科医生告诉我，患者 3 小时前喝了农药，然后有口腔烧灼感、口腔溃疡，并且出现了腹痛，才来的急诊。

患者刚刚已经洗过胃了，光洗胃液就用了 1 万多毫升。

喝农药中毒的患者，洗胃是最最关键的，得赶紧把胃里面还没吸收的农药洗出来。

洗了胃还不算完，急诊科医生还从胃管注入了活性炭，活性炭能吸附毒素，进一步减少吸收量，还用了导泻剂、利尿剂。

反正能想到的排出毒素的方法，他们都用上了。

"她喝了什么农药啊，你们这么紧张？"我问急诊科医生。

急诊科医生还没回复我，患者母亲迫不及待抢答了，说是喝了对草快。

"对草快是什么农药？"我没听说过。

急诊科医生低声跟我说了句："是百草枯，也叫对草快，我们刚刚查过了，确认了瓶子。"

百草枯？

天啊！我听到百草枯这个名字，顿时如临大敌。

我在 ICU 干了这么多年，只见过一次百草枯中毒患者。

那是 5 年前了，一个中年男子跟老婆吵架，也是喝了百草枯，后来五脏六腑都衰竭了，临死前拉回家，不久后打电话追踪，回家不到半天人就没了。

没有呼吸机支持，患者的肺已经纤维化，没办法交换氧气，他是被活活憋死的。

没想到今天，我再次遇到了百草枯中毒患者。

不同的是，这次是一个只有 25 岁的女孩子。

"喝了多少？"我反应过来后问了患者母亲第一个问题。

这也是至关重要的问题。

喝得少，还有存活的机会，当然是在极其微量的情况下。

通常患者说一口的量，其实已经达到了致死量。即便许多人说只是入口还没下咽也已经吸收了很多，甚至可能已经能够致死。

喝得多，"大罗神仙"也没办法。别看患者现在似乎好端端的，没准过两天就不行了。

"喝了有小半瓶，但是吐了很多出来，具体喝了多少也不好估计。"急诊科医生跟我说。

百草枯很刺激，皮肤接触到都可能被烧伤，喝到口中比烈酒还烈，吐出来是正常的，但多少都会有部分进入胃了。

那真是糟糕透顶了。

我远远望着患者心电监护仪上的数字，心里泛起一阵无奈，多年轻的姑娘啊。

我现在终于知道为什么急诊科医生那么紧张了，为什么这么使劲地洗胃，还要往胃里面注射活性炭，还用了导泻剂和利尿剂，真的是丝毫马虎不得。

"为什么这么糊涂，要喝这玩意儿？"我问患者母亲。

患者母亲红着眼睛告诉我："跟女儿起争执，她性子硬，一言不合就抓起家里的农药喝，要吓我。"

我不明白的是，广州这种大都市，怎么家里还能有农药呢，怎么可能有百草枯呢？

后来我才知道，患者父母是做生意的，赚了点钱，是住小别墅的，门口有草，患者母亲从乡下特意带了除草剂（就是这个百草枯）过来，总共才用过 2 次，一次是上个月，第二次就是今晚，被自己女儿喝了。

了解完情况，急诊科医生跟我说，这种情况放急诊科肯定不行。

2

患者随时可能发生脏器功能衰竭，尤其是肺功能衰竭，随时需要上呼吸机甚至人工肺，必须去 ICU。

我这句话一出，患者母亲一下跪倒在地，求我们救救她女儿。

这吓坏了我们，赶紧扶她起来，护士搬来椅子给她，大家都怕她晕过去。

急诊科医生跟她说："喝百草枯的，就没见过生还的，求谁都没有用，只能尽人事，听天命了。"

患者父亲也跑了过来，说只要有一丝机会，都不要放过，尽全力救治，花多少钱都不是问题。

我说："只能祈祷被患者吸收入血的农药很少很少，那就还有一线生机，但凡量多一些，就很棘手。"

我这么说，是为了给他们一个希望，给患者一个希望，也是给自己一个希望。

患者是不是真的还有得救，我现在不能明确，但我记得之前专家来会诊时说过，误服量少时，患者可能还有救治的希望。

专家说过的这句话，给了我一丝丝信念。她真的太年轻了，估计这会儿她也后悔得要死。

但我想错了。

我进抢救室看患者时，她还在跟护士唠嗑，一点不像喝了农药的人，之前说的腹痛估计也缓解了。

我告诉她，目前情况来看，需要上 ICU 监护，以防接下来可能出现的脏器功能受损。

对，我仅仅是说脏器功能受损，不是说衰竭，怕吓着她。因为我们商量好了，暂时不把最糟糕的情况告诉患者，怕她承受不了。

她根本不看我，一句话，不去 ICU，要死就死在急诊科，反正也不想活了。

我呆立在原地，一时之间不知该说什么好，这跟我设想的不一样。

我原以为她会哭着求我救她。

她大概不知道自己即将面临什么，以为是喝了普通的农药，洗了胃就什么事都没有了。

她还跟我抱怨，医生打了利尿针，搞得她现在动不动就要上厕所，太麻烦了。

我说："你现在还撒得出尿是好事，说明你的肾功能还行，等过几天可能就没尿撒了，肾功能衰竭了，那就麻烦了。"

她认为我在吓唬她。

没人吓唬她，只不过大家暂时没有把百草枯的凶险性告诉她而已。

但无论如何，必须得住 ICU，短期内没办法回家。好说歹说，患者才同意住 ICU，但提出了附加条件，要带手机进去。

我哭笑不得。

我们 ICU 历来是封闭式管理，从来不让患者带手机进入。

事实上绝大多数患者都是昏迷的，带手机也没用。

但眼前这个年轻的姑娘，的确还是活蹦乱跳的，虽然喝了百草枯，但短期内看起来精神状态还不错，如果没有手机，她在 ICU 可能还真的待不下去。ICU 是全封闭管理，她周围全都是病重的患者，如果没有一个转移注意力的东西，恐怕她还真的受不了 ICU。治疗疾病，我们除了要针对疾病本身，还要考虑到患者的心理，这点也是异常重要的。如果她在压力下崩溃了，对治疗一点帮助都没有，只会让病情变得更棘手。

好吧，我答应她了。

上 ICU 之前，她还问我，口腔溃疡很厉害，有没有什么好药能涂一涂，不然饭都吃不了了。

她说得很轻松。

我告诉她，这是农药刺激弄伤了黏膜，没有好药，只能交给时间。

上 ICU 能做什么呢？

我反复跟家属交代，百草枯中毒是明确的，多数人喝了百草枯都是死，少数人活了下来，可能是喝了假药，也可能跟喝得少有关，也跟及时彻底洗胃有关，没有特效药。

是的，没有特效药，我再次强调。我必须得先把最严重的情况告诉他们，让家属对这个病的预后有个大概的认识。无数经验告诉我们，病情变化前沟通一句好过变化后沟通一百句。说在前，代表医生预料到了，但是不能避免；说在后，意味着医生可能根本没考虑到，是经验不足或者考虑不周了，这不是好事情。

听到我说没有特效药，他俩面面相觑，然后开始哭了，说家里用这个除草效果很好，不可能是假药。

我倒吸了一口凉气。

虽然没有特效药，但我们不可能眼睁睁看着患者病情加重而不做点什么。

"我们今晚就要上血液灌流了，立即、马上、现在就要上。"我斩钉截铁地告诉他们。

他们不懂什么是血液灌流，说反正只要有帮助的，都做。

血液灌流的原理其实很简单，就是先给患者打个针，把静脉血抽出来，在体外机子上过一遍。

这个机子里面有吸附剂，能吸附血液中的毒素或者药物，吸附完再把血液重新回输到患者体内，周而复始。

这就叫血液灌流。

他们似懂非懂地点头，现在跟他们说这些意义不是很大，他们也听不进去，办了手续，直接把患者推入 ICU 病房。

我也给主任打电话汇报了，主任的意思跟我一样，尽快给患者做血液灌流，连夜做，不用等到第二天早上了，早做一个小时可能就多一分生还机会。

激素也要用，激素是最好的抗炎药物，百草枯吸收后，肯定会引起剧烈的炎症。

激素这时候能发挥功效，但同时也会带来很多副作用，我告诉患者父母。

"李医生你就让我们签字吧，该签什么，在哪里签，我签就得了，我现在六神无主了。"患者父亲哭着跟我说。

他刚刚打电话问过一些医生朋友了，大家听到他女儿喝了百草枯，心都凉了，只能告诉他像刚刚急诊科那个医生说的那样，尽人事，听天命了。

"家门不幸，"他红着眼睛告诉我，然后责怪他老婆："不就是十几万嘛，至于搞到喝农药这地步吗？"

后来我才知道，患者想问她母亲借十几万投资生意，母亲不肯，担心亏损，因为患者在这之前投资过几次都失败了，所以母亲比较慎重，可能是说了些狠话，话赶话，就发生了这样的悲剧。

现在最心痛的又何尝不是她母亲。

3

当天晚上，我就给患者打了针，开始做血液灌流。

几个护士听说是百草枯中毒，纷纷惋惜不已，说还那么年轻，怎么就想不开呢。

我让大家讨论病情尽量躲着点，小声点，别跟患者说太多，以免增加她的心理负担，那些凶险性、死亡率之类的，跟家属说就行了。

下半夜护士喊我，说患者肚子又痛了。

我看生命体征还好，就是肚子痛得厉害，估计毒素还是严重影响了消化道。

说不定这时候胃肠道黏膜都已经被破坏了，刚刚不痛是因为急诊科用了药，暂时压住了。

我给她用了一针止痛剂。

她突然问我，她这个中毒，是不是真的没救了。

"怎么会，所有中毒都分轻重度的，重度的肯定麻烦，轻度的还是不错的，你看你现在，血压、心率都挺好的嘛，还不至于。"

我安慰她，同时寻思着，到底是哪个护士说漏了嘴，让患者知道这些。

"别骗我了，我看了网上一篇文章，说喝百草枯的，不管喝多少，就算只喝一口也会死掉。"

她嘴唇都在发抖，但声音很冷静，这跟先前简直判若两人。

我才想起来她是带着手机进来的，可以随意上网搜索资料。

"网上的东西也不能全信，有些人是瞎说，有些人说话是出于某种目的，具体如何还是得看真实的临床环境。"我试图缓解她内心的恐惧。

她越是恐惧慌张，越不利于我们的治疗。

她流泪了，说想见她妈。

我让她别胡思乱想，跟她说，现在已经凌晨三四点了，如果打电话让她爸妈过来，岂不是会吓坏他们，他们会以为发生什么严重事情了。

"医生，我还能活多久，你实话告诉我好吗？"

我永远忘不了她那双眼睛，害怕、懊恼、悔恨、无助、痛苦……都有。

仗还没开始打，怎么能先认输呢？

我故意大声骂她："像你这么年轻的患者，喝的量也不多，书本上都说是可以治的，没问题的，你担心什么呢。搞不好过两天我们患者多起来，床位不够了可能还得赶你出去呢。你现在是我们这里最轻微的患者，你看哪个患者不是戴着呼吸机的，就你自己是可以自由呼吸的。你来 ICU 是密切监护的，不代表你快不行了，明白吗？"

我的话似乎起了一些作用，她情绪缓和了不少，说既然如此，那就明天再见爸妈吧。

第二天主任来了，看过患者后，马上就联系了业内比较厉害的专家，请他过来帮忙看看还有没有更好的招数，能尽早用上，救救这个女孩子。

主任也是有了教训，5 年前有个患者是喝的量比较大，加上救治不够及时，死掉了。而眼前这个患者就在我们手上，我们希望能第一时间把所有有用的招数都给用上。

专家来了，说能做的就这些，第一时间洗胃、导泻、利尿，然后做血液灌流，用激素和环磷酰胺（一种免疫抑制剂），加点抗氧化剂，剂量要够大。

其他的就是对症治疗、预防感染治疗，没什么特殊的，真的没有特效药。

"患者能不能活下来，其实最关键的是看她到底喝到肚子里去的有多少，如果是微量，那么一般问题不大。至于这个微量具体是多少，要根据患者的体重来计算。如果超过这个量，大概率是比较难的，如果量更大，那就只能等死了。"

专家的话说得很直白。

"真的是看上天的安排了。"专家临走前无奈地摊手。

"这玩意儿害人，很早就被严令禁止生产和售卖了，不知道他们从什么渠道购买到的，回头还得查一查。只知道这东西除草很猛，殊不知除人也是很猛的。"

我把专家会诊说的话也带给了患者家属，他们听了又是一顿哭，然后患者母亲问我，想请个"法师"到里面"做法事"，不知道我们是否允许。

我一口回绝，说那东西对治病是没帮助的，还会影响其他病人，影响我们里面的工作。

当天我安排患者父母进入 ICU 跟患者见面，一见面，患者就失控了，狂哭。

母女俩抱在一起，互相安慰。

下午复查的抽血结果出来了，患者的肝功能、肾功能指标一塌糊涂，这说明炎症已经波及肝肾，出现肝肾功能受损了。

我心里不是滋味，遵照专家会诊的意见，血液灌流一天做 2 次，连续做 3 天；激素的量也加大了，希望能管用。

如果这一波炎症控制不住，患者体内各个脏器会逐一坍塌，但因为患者肺部情况一直还行，没有明显的咳嗽、胸闷、呼吸困难的表现，我仍心存一线希望。

毕竟多数患者都是死于呼吸衰竭，如果患者没有发生呼吸衰竭，没有出现严重的肺部纤维化，那意味着可能还是有机会的。

但下午拍的床边胸片让我手心冒汗。结果显示患者双侧肺脏已经开始发白，这提示肺内的炎症渗出开始增多。

管床的护士也一天问我好多遍："李医生，她还能不能活下去？她好可怜。"

我说："如果她死掉了，她不是最可怜的，最可怜的是她父母，白发人送黑发人，更何况她是独生女。"

我不敢想象那一天的到来。

我在 ICU 干了不短的时间，见过无数生离死别，到现在都接受不了白发人送黑发人的悲剧。

我一定要避免这个悲剧发生。

4

临近下班的时候，我听到了她剧烈的咳嗽声，这个声音一下子让我的心提到了嗓子眼。

护士也过来找我，说患者胸闷、喘息。

最怕的事情可能发生了。

我飞奔到她床旁，她口唇有点发绀了，这是缺氧的表现，心率很快，血压也高，血氧饱和度还有 90%（正常人为 98% 左右），还能维持。

她这时候口腔溃疡更厉害了，说话不是太清晰，但慢慢讲还是听得清的。

她说她想吸氧，觉得氧气不够。

我说："不行，你这个病暂时还不适合吸氧，吸氧可能会加剧病情。"

她有点生气了，说现在缺氧，不吸氧会死掉的。

她刚刚抽了血，动脉血氧分压还有 60 mmHg 左右（正常值为 95 ~ 100 mmHg），但专家和主任都叮嘱过了，这种患者不要轻易吸氧，吸氧会加剧肺损伤，但如果实在是缺氧厉害，比如氧分压低于

40 mmHg 了，就可以给她吸氧。

那时候如果不吸氧，她真的会死掉，也就不在乎是否会加剧肺损伤了。

我坚决说不行，暂时不能吸氧，冷静下来，慢一点呼吸，可以克服的。

护士也在一旁安慰。

但没有任何效果，她越来越焦躁，指着我吼："你是不是想害死我！"然后疯狂地扯身上的管子（主要是留置针），边扯边说"这些该死的蚂蚁"。

这突如其来的变故让在场所有人都吓了一跳。

其他同事也赶紧过来帮忙摁住她。

"她疯了！"一个实习护士吓得退缩到一旁，说了这句。

她不是疯了，她这是有幻觉了，百草枯中毒本身会波及全身所有脏器，中枢神经系统也不例外，如果炎症累及大脑，自然会有烦躁、幻觉等表现。

另外，这两天我们给用了比较大剂量的激素，激素本身也会加重精神症状。

"快，给她用安定针吧。"我交代护士。

"迅速把她控制下来再说，免得等下把血液灌流的管子都扯掉了，那就糟糕了。"

可是，像她这样严重缺氧的患者，用了镇静药后极有可能发生呼吸抑制，到头来缺氧会进一步加重，继而会有生命危险，出现心搏骤停也不是不可能的。

护士抽了药，再次跟我确认，推不推药？

推，我狠了下心，让规培医生准备好气管插管和呼吸机。

没办法了，只好气管插管上呼吸机，如果不上呼吸机，这一针推下去，患者可能连呼吸都没了。

主任赶来了，同意考虑幻觉，说为今之计也只能如此，死马当活马医吧。

"我们这几天以来，不一直在死马当活马医吗？"

主任眉头紧锁："恐怕要山体滑坡了。"

我原本想等推了镇静药后观察一下血氧情况，如果呼吸还好，血氧维持得住，就暂时不上呼吸机。

毕竟专家说了，吸氧和上呼吸机对她的预后是没有帮助的，能不上就不上，但镇静药下去后，她人安静了，血氧也开始掉。

"插吧。"主任闭起眼睛，走了。

我迅速给患者插了气管插管，连接好呼吸机。

呼吸机开始扑哧扑哧往患者气管内打气，血氧饱和度也缓慢上来了，但维持在 92% 就再也上不去了。

我后背湿透了，打电话让家属来一趟，告诉了他们这个情况，说情况加重了，预后不好，恐怕真的熬不住了，呼吸机给到很高的支持了，还是缺氧厉害。

患者父母痛哭流涕，问我："你们医院不是有那个人工肺吗，那个不是比呼吸机好使吗？可以用啊，多少钱我们都可以给。"

这不是钱的问题了。

患者病情进展，多器官功能受损，不是单独一个肺部的问题。即便用了人工肺缓解了缺氧的问题，但是肺部病变还是阻止不了，肺部还是在一步一步纤维化。

说通俗点，肺脏在变硬，硬到没办法跟氧气交换，这就是百草枯的可怕之处。

而且其他脏器也在一步一步被吞噬，人工肺也无济于事。

5

"医生，我强烈请求我们的'法师'进入，给我们唯一的女儿'做场法事'可以吗？时间很短的，也就十来分钟，不会影响你们工作，可以吗？"患者母亲声泪俱下地求我。

我犹豫了。

"好吧，我去请示主任，医院可从来没有做过类似的事情。"

他们见我同意了，万分感谢，但我只是同意去跟主任申请而已，主任不一定答应。

我们医务工作者都是无神论者，那些什么道士尼姑的，平时我们当然不管，但如今要进入我们的地盘搞这些邪门歪道的东西，恐怕影响不好。

我把事情的原委都告诉了主任。

主任一声叹息，说："那就了却他们这个心愿吧，不然万一到时候患者死了，还说不定闹出什么幺蛾子来呢。万一说我们阻挠了他们救治女儿，那就真的是有理说不清了。"

得到许可后，他们连夜找了"法师"。

一进入病房，看到已经双眼紧闭、躺着不动的女儿，他们老泪纵横，让人忍不住跟着感伤。

"法师"自顾自东搞搞西搞搞。

如果这玩意儿能救活人，那就是对我们最大的侮辱。这句话我当然不敢跟家属说，也就仅限内部调侃而已。

既然我们没有更好的办法，人家提出这个要求，似乎也无可厚非，都是死马当活马医嘛。

第二天，上回那个专家又来了，这次是主任私人请过来的，不花家属钱，纯粹是私人交情。专家说，看这个情况，恐怕命不久矣。

唯一有一线生机的，就是肺移植，直接把患者自己的烂肺扔了，换个新的。

但肺移植又谈何容易，且不说肺源等待困难，患者不知还有没有机会熬到有肺源那一天，就说现在这个多器官功能衰竭，恐怕也吃不消。

看来患者当初还是喝了不少进入肚子的，绝对不是微量，何况又等了几个小时才来急诊洗胃，这又耽误了些工夫，都是天意。我们只能尽力而为。

专家走了。

一种无力感向我们袭来，前几天，我还跟家属说尚有机会，只要喝得不多还是有机会的，现在回想起来，真的是太乐观了。

毕竟我们根本没办法判断患者到底喝了多少进入肚子，在家又拖了几个小时才来急诊，为什么喝了农药当时不赶紧来医院洗胃呢？为什么要等到肚子痛才来呢？

患者父母也懊悔不已，说当时也没意识到问题这么严重，而且看女儿刚喝就吐了很多出来，以为没事了。加上当时正跟女儿较劲，她又怎么肯来医院呢，后来实在是肚子痛得不得了，才来的急诊。

他们不停问我，女儿情况有改善吗？还说这个"法师"很难请的，通了很多关系才把他请过来，应该会有帮助。

我实在不忍心再去诋毁这些东西，毕竟是人家所信奉的。

我只能说，目前看起来，没有任何好转，所有的指标都在往下掉，这不是好事情，要做好最坏的心理准备。

这句话让他们更加彷徨无助了。

没办法，这是我们的经验，也是客观事实。

我能安慰患者，但不能一味地安慰家属，否则患者一旦恶化，就会迎来纠纷，家属会质问你："你当初不是说有希望吗，为什么就给治死了？"

我们担心的情况，果然还是发生了。

6

当天晚上，患者呼吸困难加重。

在上着呼吸机的情况下，她的呼吸依旧急促不已，并且血氧饱和度急速下降，跌到了85%。

一旁的规培医生很紧张，问我她是不是快不行了，做人工肺能不能拖延点时间。

我告诉他，人工肺很贵，一般只用于有生还机会的患者，比如暴发性心肌炎，短期内很严重，但只要熬过去就有机会。

像这种严重的百草枯中毒，虽然患者很年轻，我们很可怜她，但不适合做人工肺，因为她除了肺不好，其他脏器也都不好。而且我们看不到恢复的可能，做人工肺只会增加她的痛苦，加剧家属的负担，做了又有何益呢？

我边说边评估患者情况——为什么会呼吸急促、血氧饱和度转差。

我首先怀疑会不会是气胸。

毕竟患者肺部纤维化严重，肺很硬，而我们的呼吸机一直在打气，只要稍微不注意，气体都可能冲破肺组织，变成气胸。

这种上了呼吸机的患者，一旦发生气胸，那就是灾难。

我听诊双肺呼吸音似乎还是对称的，但还是没办法通过听诊准确判断。

"做个床旁胸片吧，看清楚一点，如果是气胸，必须马上做胸腔闭式引流，把气体排出去。"我说。

床旁胸片一拍，果然，患者左侧肺破了，是气胸。

这简直是雪上加霜，屋漏偏逢连夜雨。

我急忙打电话给家属，说患者气胸了，肺破了，必须做胸腔穿刺，把胸腔内的气体放出来，缓解肺脏压迫，才能缓解缺氧。如果不及时处理，患者会因为缺氧严重而死亡。

话刚落音，护士喊我："患者心跳慢了！"

我暗骂了一句粗口，说了一句"你们赶紧过来"就挂了电话，准备抢救，准备肾上腺素！

心跳慢，是心跳即将停止的表现。

患者本身肺纤维化严重，加上气胸，严重缺氧，没有了氧气，所有器官组织都要罢工，首先是心脏。

如果不解决缺氧的问题，用再多抢救药物都于事无补。

抢救药还没到位，心电监护仪开始尖锐地报警，患者心率降至 0 次 / 分了。

我们几个拼了命地给患者胸外按压，不断地静推肾上腺素，但没有任何效果。

二线医生也过来了，我们一边胸外按压，一边做胸腔穿刺，场面一度有些混乱。

穿刺针置入了，但心跳还是 0 次 / 分。

患者全身发绀，一动不动，瞳孔已经散大。

患者父母来了，在 ICU 门口失声痛哭，问我还有没有救。

我只能说，已经尽力了。这是我从医生涯中最不喜欢说但不得不说的一句话。

他们崩溃了。

由于患者病情比较特殊，又是白发人送黑发人，怕出什么意外，我通知了总值班。总值班派人过来协助办理了死亡手续。

是的，患者死亡了。

短短一个多星期的时间，她从活蹦乱跳进来，到在父母撕心裂肺的痛哭中离开了人世。

最终，我们还是没能挽救这个跟父母斗气、喝了百草枯的年轻患者。

这又印证了急诊科医生那句话："喝百草枯的，我就没见过生还的。"

肯定有活下来的，但那应该是很幸运的，喝的量很少，并且得到了及时有效的救治，否则，大罗神仙也没办法。

朋友们，认准百草枯，别碰，否则，悔之晚矣。

误喝农药如何自救?

喝了百草枯会有什么表现?

经口中毒者会有口腔烧灼感,口腔、食管黏膜糜烂溃疡,恶心、呕吐、腹痛、腹泻甚至呕血,严重者会肝肾功能衰竭。

肺部也会受影响,而且是改变最严重的,会出现胸痛、发绀、呼吸困难。大量口服者,24 小时内就可能发生严重的肺损伤,几天内就会死亡。

摄入量不多的,能多活几天或者几周时间,但后期也会因发生肺功能衰竭而死亡。

百草枯中毒还会影响神经系统,像书中的患者一样出现幻觉,看到手臂上有蚂蚁。

总之,百草枯中毒后全身多脏器都会受到影响。

误服了农药该如何自救?

不管喝了什么农药,第一步都是要马上催吐,可以抠喉咙或者用其他办法,反正一定要想办法把喝下去的东西吐出来。

然后尽快去医院急诊,医生会安排你洗胃。洗胃的原理就是把大量洗胃液灌入胃中,混合后再抽吸出来,然后又灌入大量洗胃液,再抽吸出来,如此反复循环,多次洗胃,直至洗干净为止。

但一般情况下都不会百分之百洗干净,因为去医院需要时间,耽误得越久,吸收得越多,洗胃的效果就越差,所以一定要尽早到医院洗胃。

死里逃生，无知比传染更致命

看来咱们的医学科普做得还不够，一个小小的乙型肝炎，
竟然拆散了人家的姻缘。

1

之前在急诊遇见一个患者，姓雷，25 岁。他的故事既曲折又
离奇。

2 个月前，雷某在献血时发现自己有乙型肝炎，把这件事跟女朋
友说了。女朋友思考了几天后，提出分手。

这对雷某打击很大，班也不去上了，天天在家喝酒，父母怎么
劝说都无效。

1 个月前，雷某神色慌张地跟父母说，看到房间有"妖魔鬼怪"，
还说有人跟踪他，要杀他。

糟糕，儿子疯了。

老两口使出浑身解数把儿子带到精神病专科医院，医生看了后，

说是精神分裂症，这病治不好，得长期吃药。

药拿了回来，老两口也天天监督儿子吃药，半个多月过去了，病情却丝毫没好转，其间回去找医生调整了用药，依旧无效。

要好的邻居说这可能是中了"邪毒"，得找"高人做场法事"。老两口无计可施，只好尝试，重金聘请了一位"高人"到家，前后做了两场"法事"，收效甚微。

几天前，父母发现雷某双脚水肿得厉害，而且走路的姿势也有点古怪，担心得不行。

隔壁邻居刚好是个医生，看了后说："搞不好是肝硬化引起的水肿，这孩子不是有乙型肝炎吗？如果不及时控制，可能会发生肝硬化，肝硬化是可能导致脚肿的，这必须得去医院治疗啊！"

这话就吓人了。

老两口片刻等不了，当晚就强行拖着雷某上车，来了急诊。

刚好急诊科值班的是老马医生，一个在急诊科摸爬滚打了十几年的"老兵"了。

老马一听患者有精神分裂症病史，又有乙型肝炎，赶紧打起了十二分精神——这患者可怠慢不得，搞不好容易出事。

"双脚踝水肿，"老马给雷某检查后说，"这也不是急症啊，没必要半夜三更来急诊嘛。"

"医生，我儿子有乙型肝炎，怕有肝硬化，人家说肝硬化会有脚肿的可能，你帮忙查查是不是。"老两口说。

"脚肿原因多了去了，"老马嘀咕，"肝脏的，心脏的，肾脏的，血管的，营养不好的，内分泌的，等等，几十上百种，不一定就是肝硬化引起的。"

他边说边检查患者的双脚，脚背按压下去的确有一个小坑，水肿是明显的，局部皮肤温度正常，没有红肿热痛，不是丹毒、蜂窝织炎等感染性水肿。

"医生，我尿尿泡沫特别多。"雷某突然开口跟老马说了一句。

本来雷某是不愿意来医院的，但他发现来的是急诊科而不是精神病院，整个人就轻松一些了，不像一开始那般紧绷着。

老两口见他也配合，都稍稍松了口气。

老马见雷某说话还算正常，干脆多问了几个问题：有没有尿频、尿急、尿痛？有没有腰酸背痛？有没有血尿？在家自己量过血压吗？有没有高血压？等等。

老马问了这么多问题，雷某都一个劲儿地摇头。

"医生，你看看我儿子之前做的这些报告管不管用。"老两口把雷某之前的病历资料都带了过来，交给老马。

老马接过来认真看了一遍，发现除了肝脏方面检查异常，其余都还好。

肝脏异常只有两方面表现，一个是乙型肝炎两对半，提示大三阳；另一个是肝功能，提示转氨酶升高，200 U/L。

而转氨酶升高，意味着可能有肝细胞损伤。

腹部 B 超没有提示任何异常，也没有肝硬化表现。

老马有了初步判断，说水肿可能不是肝脏引起的，B 超显示没有明显肝硬化。

"倒是要警惕有没有肾脏疾病的可能，因为他说尿液泡沫特别多，这个很关键。比如肾小球肾炎或者肾病综合征等，这些疾病都会引起水肿，而且会导致尿液里面蛋白含量增高，出现泡沫尿。"

"这样吧，留个尿常规，看看尿液情况如何。"

"顺便复查个腹部彩超吧。"老马边开单边说。

出乎老马意料，雷某都比较配合。

"看来这精神障碍控制得蛮好的嘛。"老马自言自语，再一次觉得老两口小题大做了，一个脚肿而已，明天来看门诊就行了，大半夜跑过来也真不嫌累。

老马想快点打发他们，然后去处理别的危重患者。

很快，尿液常规结果出来了，尿蛋白+++。

老马拿到报告后，跟老两口和雷某说："尿液里面这么多蛋白，有可能是肾脏方面疾病引起的脚肿，不是肝脏的问题，明天你们去肾内科门诊再看吧。"

竟然是肾脏的问题，老两口很惊讶。

没多久，腹部彩超也出结果了，却让老马大感意外。

结果考虑为轻度肝硬化，脾脏轻度增大，其余无异常。

这可不是闹着玩的。老马看了结果后，拿起电话就打给彩超室，说患者1个月前的彩超还没有提示肝硬化、脾大，问今晚这份是不是真的看清楚了。

彩超室说的确显示有肝硬化、脾大，只不过不是太严重，建议进一步做腹部CT。

老两口听说有肝硬化，脸都白了，说肯定是这段时间这小子喝酒闹的。

"他酗酒我一早就猜到了，全身都是酒味。"老马说。

老马也不再咨询他们意见，直接说："做个腹部CT吧，看清楚一点，同时抽血，查血常规、肝肾功能、电解质、凝血指标、血型等，通通都查。"

本来老马想着一个脚肿没什么，不至于看急诊，连血都没给他抽，但这会儿看起来，真是省不得。

老马啊老马，差点又栽跟头了。

雷某依然很配合检查，只不过他走路的姿势的确有点古怪，老马这次留意到了。还有他的左手，似乎有点不利索，看着像那些中过风的患者。

"他以前有过脑出血、脑梗死之类的疾病吗？"老马问老两口。

"没有，没有，"他们否定，"就这个乙型肝炎和精神分裂症。"

老马没再多想，估计是某些抗精神失常药物所带来的副作用吧。

很快腹部 CT 结果出来了。

确认了。

雷某真的有肝硬化、脾大，只不过都是比较轻度的。

这么说来，患者这个乙型肝炎，还真的有可能已经引起肝硬化了。

一旦肝硬化形成，门静脉压力就会增高，血液就不容易再流入肝脏了，会淤积在外头。脾脏、食管、胃底、肠道的血液，都是要经过门静脉流入肝脏的。

既然肝硬化了，那么这些地方都可能发生淤血，脾脏淤血时间长就会导致脾大，后期还可能导致脾功能亢进，会出现一系列问题。

"你有没有吃抗乙型肝炎病毒的药物？"老马问雷某。

"没有。"雷某老实回答。

"你虽然发现乙型肝炎只有 2 个月，实际上可能好几年了，只不过之前没发现而已，否则不可能那么容易就肝硬化。"老马说。

"必须得吃抗病毒药物，比如恩替卡韦、替诺福韦等，得先充分抑制乙型肝炎病毒，才能减轻肝脏炎症，再减轻肝硬化。"

"医生，这么说，他脚肿可能还是由肝硬化造成的，是吗？"老两口问老马。

老马把他们带到抢救室外，避开雷某，说那也未必，可能是多方面因素，肾脏有可能，肝脏有可能，或者二者皆有。

老马告诉老两口，他这个肝硬化还不算很严重，但不能再拖了，必须尽快进行抗乙型肝炎病毒治疗。他叮嘱他们明天就去挂感染科医生的号，拿药回家吃，并且强调："不搞好肝硬化，到时候发生食管 – 胃底静脉曲张，会大出血的，或者后期发生肝癌。哪一个都没有好果子吃。"

老马说得平淡，但老两口听起来闹心得很。

2

就在这时，一个护士大喊起来："马医生，患者呕血了，赶紧过来！"

老马一听，心里咯噔了一下，本能地扭头就冲进抢救室，只见雷某在大口大口地呕血。

地上一摊血，被子、床褥也都是血。

几个护士手忙脚乱在处理。

一切发生得太快了。

刚刚他还好好地坐在抢救床上，连静脉留置针都还没打上。

老马脸色铁青，赶紧让护士帮雷某开通静脉通道（打静脉留置针，补液抢救用），快速补液，同时吩咐用上止血药，又让规培医生打电话给输血科要血。

幸亏刚刚老马抽血的时候多勾了一项血型，否则到现在都没有患者血型，想输血都困难。

门口老两口看到这一幕，差点吓瘫软了，心急如焚。

老马毕竟是"沙场老兵"，见惯了风雨，沉着冷静地打电话给消化内科，让他们下来会诊，说抢救室有个乙型肝炎肝硬化的年轻患者，呕血了，说不定是食管 – 胃底静脉曲张破裂出血。

请消化内科会诊是对的。因为如果雷某真的是肝硬化导致的食管 – 胃底静脉曲张破裂出血，那么立即做胃镜是有帮助的，一来能够明确诊断，二来能够止血治疗。

老马这才回过神来，想到要跟家属告病危了，说患者这个大口呕血可能跟肝硬化有关。

肝硬化的话，外面很多血会回流不顺畅，包括食管、胃底的静脉，它们也会曲张，到达一定程度，这些静脉就会破裂，然后就大出血了。

如果不能及时止住血，患者可能会因为失血性休克而死亡。

老两口一听，顿时失声痛哭，问老马要怎么办才好。

老马安慰他们说别急，现在正在处理，看看能不能止住血，同时也说，考虑一下要不要上 ICU。

说到这里，老马又拨打了 ICU 的电话，说有患者在抢救，可能是消化道出血、失血性休克，需要支援。

刚好 ICU 当晚是华哥值班。

华哥是我们 ICU 的主治医师，技术过硬，非常靠得住。他跟老马的关系也特别好。

老马见是华哥，马上不客气了，说你小子赶紧下来，看看要不要送你们科监护治疗，晚一步可能他就扛不住了。

华哥见情势危急，爬起来跟护士交代几句，就直奔急诊科了。

刚好消化内科医生也到了。

幸运的是，患者的出血似乎暂时稳住了，没有再继续呕血，而且血压还能稳住，就是心率比较快，120 次 / 分。

华哥走近患者，看了一眼地上那摊血，其中还有点食物残渣，看来确定是呕血无疑了。

究竟是呕血还是咯血必须区分清楚，如果是呕血，那就是消化道出血，如果是咯血，那就是呼吸道出血，治疗和预后完全不同。

此时输血科的血液已经送过来了，老马让护士立即挂上，多开通了一个静脉通道，加大马力补液输血。

老马把情况大致跟华哥、消化内科医生说了。

"这么说来，患者还是乙型肝炎肝硬化导致食管－胃底静脉曲张破裂出血这个可能性最大了。"消化内科医生说。

华哥沉思了一会儿，说可能性最大，但也不一定是。

老马有点愕然，问："你还有别的想法？"

华哥指着患者腹部 CT 片子说："可惜做的不是增强 CT，否则就能看到患者的胃底和食管的静脉到底情况如何了。现在只有做胃镜，直接把镜头深入患者的食管和胃里，才能一探究竟。"

说到这里，华哥放缓了语速说："奇怪的是，患者的验血结果并没有提示肝硬化很严重啊，白蛋白、胆红素、凝血指标等都是正常的，也没有腹水表现，这样就有这么严重的静脉曲张破裂了？"

消化内科医生点头说："这也正是我有所疑虑的，按病程来讲，似乎还不至于这么严重。"

如果不是，那又如何解释大呕血呢？

华哥诡异地笑了下说："你们没闻到他周身的酒味吗。"

大家面面相觑，然后恍然大悟。

患者是个酒鬼，这一个多月来天天喝那么大量的酒，完全有可能损伤胃黏膜，甚至导致胃溃疡，继而发生胃出血。胃出血的可能性比肝硬化出血要高。

"严重的酒精相关性胃溃疡出血，那也是非常恐怖并且要命的。"消化内科医生慢慢说道。

"不管是肝硬化导致的食管－胃底静脉曲张破裂出血，还是酒精相关的胃溃疡出血，胃镜还是必须做的，搞清楚情况，再酌情止血治疗。"老马说。

最后大家商量决定，先把患者送到 ICU 密切监护，然后在 ICU 里面进行胃镜检查，如果发生特殊情况，就地抢救。

华哥跟老两口说："要住 ICU，做胃镜看看是什么情况，再决定如何治疗，搞不好患者还会继续出血，如果止不住血的话，可能会失血过多死亡的。"

这些话老马已经说过一遍了，如今华哥又说了一遍。

老两口没有别的选择，只能答应上 ICU。

老马私底下跟华哥说："生死真的是命中注定。"

如果不是老两口今晚硬是把患者拽来医院，在家发生呕血的话，可能就只有等死的份了。

"这叫命不该绝。"华哥说。

"那就看你们的了。"老马说完去处理其他患者了。

当晚患者就被收入 ICU。

3

路上患者再次呕血，吓了大家一跳。这前不着村后不着店的，如果真的发生严重的大呕血，真是叫天天不应叫地地不灵，还好，这次呕血量不多。

终于到了 ICU。

为了安全起见，华哥直接给患者做了气管插管，同时用了镇静药，目的是减轻患者的痛苦。

万一患者还有大量呕血，也不至于堵塞呼吸道造成窒息。

对危重患者来说，气管插管就是生命通道。

消化内科医生推着胃镜进来了。

手指般粗的胃镜从患者口腔置入，直达食管和胃。

到底是什么导致的呕血，马上就有分晓了。

华哥和消化内科医生紧紧盯着屏幕，大气不敢出。

奇怪了，冲洗干净食管上的血迹后，发现整条食管还是很光滑的，没有见到明显的曲张血管，更加没有看到有血管的破口。

难不成，真的不是食管－胃底静脉曲张？

镜子继续往前推进，到达胃黏膜了。一看，果然是胃溃疡。

在胃体那里有一个铜钱大小的溃疡灶，里头还有小血管在渗血，这就是凶手了。

消化内科医生骂了一句粗口，干脆利落地给出血的血管上了个夹子，确保未继续出血后才退出镜子。

原来，患者真的是胃溃疡引起的大呕血，而不是肝硬化。

看来患者的肝硬化还是早期的，没有发生明显的食管－胃底静脉曲张。

华哥把这消息告诉老两口时，他们终于松了一口气。

"如果没有再继续出血，明天拔掉气管插管，观察一下就可以转出 ICU 了。"华哥说。

第二天，患者悠悠醒来，华哥评估情况后，把气管插管拔了，没想到却出事了。

患者拔管后，情绪非常不稳定，嗷嗷大叫，护士过来劝说，还被他踢了一脚。

眼看场面就要控制不住了，华哥赶紧让护士拿一支咪达唑仑注射液，给他静推 5 mg。

咪达唑仑是一种快速起效的镇静药，ICU 用得很多。一般患者用药后十几秒就会起效，马上会安静下来。

这次却失败了，患者依然在乱动，若不是手脚被床单束缚住，他就要下地把 ICU 拆了。

患者谵妄了。

华哥只好继续给他推了一针氟哌啶醇，这是一种抗谵妄、精神失常的药物。

　　患者终于安静下来了。

　　华哥担心他激动后胃溃疡又出血，还好没有发生，监测的生命体征还算稳定。

　　主任过来了，大家看了这个患者后纷纷讨论起来。

　　大家得知他是因为乙型肝炎跟女朋友分手，又因分手诱发精神障碍，喝酒又诱发胃溃疡大出血，纷纷感到惋惜。

　　看来咱们的医学科普做得还不够，一个小小的乙型肝炎，竟然拆散了人家的姻缘。

　　乙型肝炎又不是绝症，虽然目前还不能治愈，但是有大把药物可以控制病情，而且价格都不贵，绝大多数正规治疗的患者都不会发生肝硬化、肝癌的，怕啥呢。

　　再说，乙型肝炎是传染病不是遗传病，将来孩子出生，注射乙肝疫苗后也不会得病，另一半接种了疫苗后也不会被感染。

　　"真是无知啊。"有医生感慨说。

　　"这回搞出一个精神分裂症，那真的是亏了。"大家纷纷议论，好像都忘记了患者昨晚的大呕血及死里逃生。

　　虽然医生见惯了生死，但对眼前这个年轻的患者还是存有恻隐之心的，毕竟医生也是血肉之躯，大家都希望能通过努力让这个苦命的年轻人重新站起来，尤其是想到他还有年迈的父母，更加唏嘘不已。

　　"好了，谈正经的吧，"主任开口了，"我刚刚检查过了，患者的左上肢肌张力比较高，这是有问题的，不知道你们看了没。"

　　肌张力指的是患者肢体的肌肉张力。正常人肌张力正常，肢体活动自如；肌张力高的患者，感觉肢体（比如肘关节）绷得紧紧的，不容易展开，甚至掰不动，就像冻僵了一样。

　　听了主任的话，华哥冷汗直流，昨晚都忙着管呕血、出血的问题了，一直没有查肢体情况，只好主动跟主任认错，说有所疏忽了。

猛然间，他又回想起昨晚老马跟他说的，患者走路姿势似乎有些奇怪（华哥没见过，第一次见面时患者就躺床上了），这会儿又联想到患者左上肢肌张力的异常，难不成患者脑袋出了问题？

"一个有精神分裂症的患者，治疗效果还不是很好，这里面可能有问题，既往颅脑 CT 有吗？"主任问。

"有的，2 个月前的颅脑 CT 没有看到肿瘤或者其他情况，不过只有报告，没有片子，片子还得等家属回家拿过来。"华哥说。

"不管怎样，患者有精神障碍，肢体肌张力异常，首先要排除颅脑器质性病变，不要被精神障碍蒙蔽了，"主任语重心长地说，"普通的精神分裂症不应该有肌张力增高的，除非吃了一些抗精神失常的药物；但如果是药物引起，应该是双侧肢体都有反应才对，不应该是单侧的。"

主任说得在理。

当天就把患者推出去做了头颅 CT，结果显示大致正常。

"既然患者现在生命体征稳定，消化道没有继续出血，头颅 CT 也没发现什么异常，再观察两天没事就转出 ICU 了。联系神经内科，让他去那边好好看看，我总觉得他这个肢体肌张力是有问题的，脑子肯定有问题，CT 看不到不代表没事，他可能要做 MRI。"主任说。

4

很快患者所有抽血结果都出来了，患者还真的是患有慢性乙型肝炎。

但他年纪这么轻，才 25 岁，怎么就肝硬化了呢？

一般的乙型肝炎肝硬化患者都是三四十岁了，40 岁以后更常见，30 岁以后也是有的，不治疗天天喝酒的更容易肝硬化，但是极少有患者二十几岁就肝硬化啊。华哥心想。

难不成，患者肝硬化另有他因？

如果患者不是乙型肝炎，又因为这个"乙型肝炎"弄到这个地步，那就真的是罪过了。

华哥回顾了一下患者的所有检查结果：肝脏方面，目前只有乙型肝炎这个证据，丙型肝炎没有，自身免疫性肝炎也没有，胆汁淤积也不存在。那会是什么呢？

事实上，肝硬化的病因也就十几种，常见的华哥都考虑到了，还有一些不常见的。

为了进一步弄清楚患者的肝硬化病因，华哥翻开了书本，那本快被大家翻烂了的《内科学》。

华哥翻到肝硬化这章，一字一句看下去，突然看到了一个病：肝豆状核变性。

这个病一映入眼帘，华哥就跟触电一样，整个人不由得惊呼了一声。

3 年前，华哥收治过一个呕血的患者，那个患者先后辗转了消化内科、神经内科、ICU 三个科室。患者有失代偿性肝硬化（晚期），大口大口呕血，做了几轮胃镜、介入都没办法止住血，后来确诊是肝豆状核变性，但因为发现得晚，最终还是因为失血性休克而死亡，患者当时才 30 岁。

如果不是因为今天翻书，华哥差点就忘掉这个患者了。

一瞬间，华哥思绪万千，大脑高速转动着。

"如果患者不是乙型肝炎肝硬化，而是肝豆状核变性导致的肝硬化呢？"华哥自言自语。

患者有肝炎肝硬化，谁能确保一定是乙型肝炎病毒引起的呢？为什么就不能是肝豆状核变性这个病导致的呢？或者说，患者同时有这两个病呢?

华哥把想法跟主任说了。

主任听后说:"我们还是尽量一元论解释病情,能用一个病解释的,就不用两个病。要知道,患者同时有两个病的可能性是比较低的。"

"肝豆状核变性,能把患者的所有症状从头到尾解释通。"华哥兴奋又激动地说。

"说来听听。"主任眯着眼睛笑着说。

华哥深吸了一口气,压抑内心的激动,把自己的分析跟主任说了。

"肝豆状核变性这个病,本质是铜代谢紊乱,由于遗传方面的因素,导致患者体内铜离子排泄出了问题,大量的铜离子沉积在体内,尤其是沉积在肝脏、大脑、肾脏、眼睛等处。沉积在肝细胞里面,就会引起肝炎、肝硬化;沉积在大脑的豆状核(基底节的一部分)里面,就会导致大脑功能障碍。大脑是控制肢体活动的,会出现锥体外系统症状,比如肌张力障碍(患者左上肢肌张力增高)、震颤,还有运动迟缓、行走姿势怪异等。尤其是还可能会导致情感障碍和行为异常,患者会有情绪淡漠、幻觉、胡言乱语等,甚至被误以为是精神分裂症。"

"我们这个患者,应该是一早就有过量铜离子沉积了,所以会有肝炎、肝硬化,当然不排除同时有乙型肝炎。我们国家乙型肝炎病毒携带率有10%,随便拿个石头往窗下一扔,都可能砸到乙型肝炎病毒携带者,所以他完全可能同时有乙型肝炎。但我估计,乙型肝炎病毒对他的肝脏损伤不是很大,损伤更大的应该是铜离子沉积。"

"跟女朋友分手,对他确实是个打击,在这个打击下,原本就有铜离子沉积的大脑瞬时发病了,开始有精神症状,同时有肢体活动异常。昨晚他父母也说了，是这段时间才出现的走路姿势古怪，以前没有的。"

"单纯的精神分裂症肯定不能解释肢体活动障碍，除非有一个神经系统的疾病，同时引起了精神障碍和肢体活动障碍。"

主任听后，觉得华哥的分析有些道理。

"不管怎样，今天就给他抽血查铜蓝蛋白和铜离子浓度吧，顺便也留尿，看看尿酮高不高，如果真是这个病，那比乙型肝炎还糟糕啊。"

"同时引起肝硬化和大脑改变的疾病，我能想到的就是这个肝豆状核变性了。"华哥说。

"让神经内科过来会诊看看吧，"主任说，"让感染科也来看看。"

当天下午，神经内科医生过来了，肉眼观察了患者的瞳孔，说如果真的是肝豆状核变性的话，多余的铜离子也会沉积在患者的角膜与巩膜交界处，呈现一个绿褐色的环形。

"我们把这个环称为 K-F 环（即角膜色素环），如果有 K-F 环，诊断基本就可以确定了。"

可惜，神经内科医生没能在患者的眼睛上看到这个 K-F 环。

"可以找眼科，让他们用裂隙灯看看，或许能看出来。"

不久，感染科的老师也来了，看过患者情况后，说慢性乙型肝炎的诊断应该是没问题的；至于是不是乙型肝炎导致的肝硬化，不好讲，可能是，也可能不是。

临床上的确很少有 25 岁就乙型肝炎肝硬化的。

多数还会合并其他的问题，比如长期吃药伤肝或者长期酗酒导致，这个患者酗酒时间不算长，还不至于酒精性肝硬化。

不管是不是乙型肝炎导致的肝硬化，抗病毒药还是得吃，"宁可杀错不可放过"。

"现在这抗病毒药都进医保了，每个月就几百块钱，国产的甚至还不用一百块钱，都吃得起。"感染科老师跟华哥说。

感染科老师听说患者因为乙型肝炎而弄到这地步，也是唏嘘不已，临走前说："还是得大力科普啊！"

第二天，检查结果出来了，血清铜离子、铜蓝蛋白果然是降低的。

华哥长吁了一口气，看来诊断是板上钉钉了。

血里面的铜离子之所以减少，是因为都沉积到肝脏、大脑等组织去了。

很快，尿铜含量结果也出来了，24 小时尿铜含量显著增加。

神经内科医生再次会诊，认为诊断可能性相当高。

但由于患者家里没有类似疾病，还不敢确切下定论，要华哥请眼科会诊，用裂隙灯看看能不能看到患者眼睛里面有这个 K–F 环。如果有，那就证明有过多的铜离子沉积在角膜–巩膜交界处，届时，就真相大白了。

华哥把这个结论告诉了患者父母，他们得知后既惊讶又恐惧，毕竟这是个遗传病啊！

下午，华哥陪患者去了一趟眼科。

为防患者又有精神症状发作，华哥揣着氟哌啶醇和咪达唑仑。

眼科医生裂隙灯一上场，结论就出来了。患者双眼都看到了 K–F 环。

现在，肝豆状核变性，确诊无疑。

患者得知自己是肝豆状核变性后，忧心忡忡。

华哥安慰他："起码我们知道了你的精神障碍是这个病引起的，只要给予适当的排铜治疗，把肝脏和大脑里面的铜离子祛除，情况就会大为好转，精神障碍也会好转，甚至消失。至于乙型肝炎，那其实不是个大事情，按感染科医生给的方案长期吃药就好了，不要害怕。"

　　患者一般都是担忧和焦虑的，因为他们对疾病缺乏了解，尤其是很多患者还会担忧医药费的问题，这时候就需要医生的耐心了。耐心的解释和悉心的照料能给焦虑的患者带去温暖，很多时候贴心的言语甚至比药物还管用。

　　患者最终转去了神经内科。

　　经过一段时间的排铜治疗后，患者病情大为好转，再也没有精神症状。

　　而当华哥把这个结果告诉老马时，老马感慨道："还是见识少啊，当时只能想到乙型肝炎、酒精等导致的肝硬化和呕血，没想到到头来是肝豆状核变性，还是个遗传病。"

　　"没想到，一个乙型肝炎引出这么多问题。那么他的蛋白尿也是这个病导致的？"

　　华哥笑着说："是的，铜离子也可以在肾脏沉积，导致蛋白尿、氨基酸尿等，肝脏、肾脏的损害在协同作用下又导致水肿。"

　　若不是这个水肿，患者可能在家就没命了。

如何科学对待乙型肝炎?

首先,大家要明白一点,乙型肝炎真的不是绝症。

我们国家有将近 9000 万的乙型肝炎病毒携带者,他们不是肝炎,不需要治疗。其中有 2800 万是慢性乙型肝炎患者,这部分乙型肝炎患者只要接受正确的抗病毒治疗,绝大多数都不会发生肝硬化、肝癌。但如果放任不理,会有 20% 的患者进展为肝硬化。

其次,乙型肝炎不是遗传病,是传染病。乙型肝炎患者正常结婚生子是没有影响的。

现在新出生的孩子都强制性注射乙肝疫苗,所以近年来乙型肝炎的感染率已经降到非常非常低了。爸爸患乙型肝炎一般不会把病毒传染给孩子,妈妈患乙型肝炎传给孩子的概率相对大,但只要妈妈接受正规抗病毒治疗,孩子出生后接受疫苗接种,传染的可能性就会降到最低。即便孩子感染了,大多数也是携带者,而不是真正的慢性乙型肝炎患者。

夫妻双方如果有一方是乙型肝炎,另一方不是,只要另一方及时接种疫苗,产生了保护抗体,那么就不会被传染。即便被传染了,成人的免疫力比较强,也会杀灭乙型肝炎病毒,从而获得抗体,多数不会发展为乙型肝炎。

最后,乙型肝炎患者一定要积极治疗,少喝酒,最好戒酒,做好身体养护。

乙型肝炎患者为了不发生肝硬化、肝癌,一定要接受抗病毒治疗,任何"祖传秘方"都是不靠谱的。

✚ 科 普 小 课 堂

酗酒真的不好，即便只有 1 个月，都可能对胃造成很大的损伤。即便是少量饮酒也没有好处，并没有传说中的保护心血管功能——那是谣言。但是，情浓之时不喝点酒又没气氛，所以，适当喝一点点问题不大，但绝对不要说有好处。

此外，在这里友情提示大家，精神分裂症有可能是某些神经系统疾病引起的，要查清楚，不要造成"冤假错案"。

别对医生说谎

毕竟这是患者的隐私，在没有获得患者授权的前提下，还是不方便让家属知道。除非是比较严重的问题，比如会造成传染，那么我们还是会考虑让家属知道的。

1

一定要跟医生说实话，撒谎后果会很严重。我接诊过一个年轻人，故意隐瞒病史，差点没抢救过来。

患者是个 30 来岁的小伙子，来急诊的时候已经是半夜了，当天我值班。

陪同来的还有他的女朋友。急诊科经常可以见到情侣一起来看病，这一点都不稀奇。

他坐下来就说，3 天前开始有点感冒，本来吃了药好点了，没想到刚刚又开始有头晕、头痛了，感觉胸口还有点闷，又吃了一次感冒药，没效果，头晕得厉害，胸口发闷，赶紧来了急诊。

但凡患者说胸口闷，我立马提起十二分精神，没办法，吃过亏，以前有个更年轻的患者也说胸口闷，后来猝死了，最终死亡原因考虑是重症心肌炎。

于是我立马安排这个年轻人做检查。

普通感冒仅仅是呼吸道的问题，不会有胸闷现象，除非影响到了心脏。

我给他仔细听了心脏，没发现明显的心律失常，也没有听到心脏杂音。

不管有没有问题，心电图是必须做的，我让规培医生帮他做了个心电图，然后测量血压。这一测才发现，他的血压明显偏低！

这是个不好的迹象。

血压低往往提示病情比较重，而更严重的问题是，他的血压已经是休克血压了。

我急了，做完心电图赶紧让规培医生推床过来，把他推到抢救室。

小情侣大概是被我们的举动吓着了，尤其是他女朋友，嘴唇颤抖，问我这个血压要不要紧，是不是很危险。

他们可能也不明白，一个普通感冒引起的胸闷应该没多大影响啊，怎么就要送抢救室了？

我说现在还不知道，得进一步评估，别急，先到抢救室待着。

正常人进入抢救室都会害怕，在很多人的印象里，一般都是快不行了才要进入抢救室的。

看得出来，两个人都非常紧张。

护士过来帮忙，手脚麻利，很快就把心电监护仪接上了。

当务之急是给患者先把血压升上去。我们一边安排提升血压，一边开始安排患者做检查。

我在心里把病毒性心肌炎的诊断放在了第一位，叮嘱他卧床休息，减少心脏活动量。

这时候规培医生在我旁边嘟囔，说患者肯定是个酒鬼，一身酒味。

"有这么明显吗，我怎么一点都没闻到？"

这话被患者听到了，他有点尴尬，说是喝了点小酒，不多。

我有点生气，刚才在急诊，他完全没提喝过酒。

患者还在嘟囔："以前喝得更多，从来没有头晕头痛过，就今晚这么不凑巧，喝酒不到半小时就头晕，胸口也不舒服，该不是喝了假酒吧，假酒中毒？"

这番话顿时警醒了我，我严肃地说："把你感冒这几天吃的所有药都给我看看。"

"我吃过的药？"他有点讶异，声音不大。

不知道为什么，我从他这声音里好像听出了一丝犹豫，好像有所隐瞒，于是又郑重地提醒他，一定要如实相告："你这几天吃过的药都给我看看，有些药物吃了之后再喝酒，就会出现双硫仑样反应，头痛、头晕、恶心、呕吐、胸闷甚至血压低都是有可能的。"

他有点不自在，似乎涨红了脸，支支吾吾的。

我失去了耐心："怎么这么磨叽，不就是给我看看你的药吗！"

很多人服用抗生素期间如果喝了酒，都会发生双硫仑样反应，尤其是吃了头孢菌素类抗生素。其他药物也是有可能的。

我不明白，人命关天的大事，又不是什么不可说的秘密，这年轻人为什么犹豫不肯直说。

一番拉扯，他才说药没带过来，吃了好几种药，名字记不住，但是手机上有照片，可以给我看。

他大概头晕乎乎的，不方便操作手机，让女朋友打开手机图库，指给我看。

都是一些中成药，别说他记不住名字，我也没怎么见过这些中成药。还有一个布洛芬缓释胶囊，这是抗炎、止痛、退烧的。

"就这么多吗，没有别的了吗？"

"没有了。"他低下头，没看我。

我有点怀疑，看他样子似乎有所隐瞒。对医生隐瞒病情是不可取的，因为患者本人以为没什么大不了的事情，到头来可能是至关重要的，这样的教训不在少数。

但他没理由隐瞒我啊。于是我又跟他女朋友确认了一遍，是不是只吃了这些药。

他女朋友点点头，说就这么多了，这些药都是两人一起去买的。

我有点失望，没看到头孢菌素类抗生素。

这里给大家科普一个小常识：虽然感冒吃消炎药（抗生素）是不对的，但很多人还在这样做。

像这个年轻人，如果他真的吃了抗生素，尤其是头孢菌素（比如头孢克洛、头孢拉定等），再喝酒，那是完全可能会发生双硫仑样反应的。

双硫仑是一种戒酒药，现在很少用了，以前大家如果要戒酒，喝酒前就先吃点双硫仑，然后再喝酒。任你平时千杯不醉，吃药后只需喝一点点就会浑身难受，没办法继续喝。

头孢菌素类抗生素的某一个结构有点像双硫仑，所以如果吃了这类抗生素后再喝酒，或者喝酒后没隔多久就吃这个药，一样会出现头晕、恶心、呕吐、头痛、胸闷等表现，严重的时候会有血压下降。

我原本以为这个小伙子就是双硫仑样反应，因为一切都对得上——喝了酒，然后又头痛、头晕、胸闷、血压低，唯独对不上的是他并没有吃这类药物。

诊断被推翻了。

我当然也怀疑过他会不会是假酒中毒，有些不良商家会用便宜的工业酒精来冒充好酒，这些假酒喝了是会中毒的，我以前也见到过。

但他告诉我，家里这瓶酒已经开了好几天了，之前喝了都没问题。

看样子也不是假酒中毒，还是考虑病毒性心肌炎可能性最大。

2

经过快速补充液体，患者的血压似乎好了一点，但还是偏低，而且还是说头晕、头痛。

还好检查比较顺利，患者的头颅 CT 和胸部 CT 检查结果很快都出来了。

头部没问题，没有脑出血，也没看到明显的脑梗死。胸部 CT 也没看到明显异常，没有肺炎。

换句话说，兜了一圈，患者血压低、头痛、头晕、胸闷的病因仍没有找到。

我寻思着要找心内科、呼吸内科医生下来会诊了，让大家都看看。

这时候抽血结果也回报了，我快速看了一眼，肝功能提示转氨酶升高，而且是比较明显的升高，这意味着患者的肝细胞是有损伤的！

转氨酶平时储存在肝细胞里面，一旦肝细胞被破坏，转氨酶就会漏入血液循环，抽血化验肯定就升高了。

而心肌酶、肌钙蛋白都是正常的。

这个结果表明，患者心脏没问题，但是肝脏可能有问题。

我糊涂了，怎么肝脏出问题了呢？

看指标虽然肝脏有损伤，但也不至于很严重，肯定不可能导致血压低的。难道是药物引起的肝损伤？

患者吃了这么多乱七八糟的中成药，肝损伤的可能性是有的。

这时候患者的女朋友叫住了我，把我拉到一旁，脸涨得通红，压低声音，说男朋友觉得不舒服之前，他们俩刚同完房，不知道跟这个有没有关系。

"那不会。性生活时男女双方都会比较兴奋，血压应该飙高才对，不应该血压低的，也不会有胸闷、头晕、头痛。"我解释说。

"那就好，"她松了一口气，"还以为跟这个有关，一直想着要不要告诉你们，又不知道怎么开口，刚刚还那么多人。"

看得出来，她是真的鼓起了最大的勇气才跟我说这些话。

我安慰她说："这没什么，该说的一定要说，没什么好隐瞒的，我们又不是搞娱乐新闻的，我们是治病救人。"

说完，患者女朋友就去上厕所了。

我看患者血压似乎有所提高，精神也好了一些，便把输液的速度放慢了一点。

看来他血压好转跟我的快速补液有关系，但短期内也不适合进入太多液体，怕加重心脏、肺脏的负担。

我刚想离开患者就叫住了我，神色有些古怪。

这俩人，怎么都古古怪怪的，似乎秘密挺多，我心里嘀咕。

患者问我，他有乙型肝炎，跟这个肝功能不正常有没有关系。

这对他来说肯定是个重大的秘密，因为很明显，他是趁着女朋友上厕所期间悄悄问我的，不想让女朋友知道。

我问他是不是女朋友不知道他有乙型肝炎，他点点头。

当时患者血压好一些了，我想腾出手处理其他患者，急诊科可不止他一个患者需要照料，但他现在突然告诉我他有乙型肝炎，又让我心里多了一层疑惑。

我大脑飞速转动，患者如果有慢性乙型肝炎，那就完全可能会有肝功能受损。而且乙型肝炎不治疗好也是可能突发肝衰竭的，肝衰竭自然也会有一系列症状和体征，头晕、头痛、胸闷、血压下降也不是不可能。

患者真的有肝衰竭的可能吗？

这可能性太低了，我马上否定了自己的想法。

因为从外表上看，他不像一个有多年肝炎肝硬化的患者，起码脸色并不晦暗，而且肝功能也仅仅提示转氨酶升高而已。

胆红素并没有异常（胆红素更能体现肝功能情况），凝血指标也都是正常的，不大可能是肝衰竭。

我郑重其事地告诉他："你有乙型肝炎，应该让你女朋友知道的，她有这个权利。"

他垂下头，说一直想找个时间跟她说这件事情，但没找到合适的时机，也怕她得知自己的情况后会提分手。

这太扯了，有个病就分手了？我有点不耐烦，但转念一想，乙型肝炎目前仍不可治愈，而且社会上总是传乙型肝炎变成肝硬化甚至肝癌的病例比比皆是，人家害怕也是理所当然。

"你说，会不会是我乙型肝炎加重了才会血压低？"他盯着我问。

"不会，"我斩钉截铁地告诉他，"即便你有乙型肝炎，那也不意味着你有肝衰竭，普通的乙型肝炎不可能引起血压低。很多人都有乙型肝炎，没见谁血压低的。"

我的话给了他信心，他没那么紧张了。

既然说到乙型肝炎了，我就跟他多说了几句。

乙型肝炎虽然还不能治愈，但通过抗病毒治疗是可以控制住的。

绝大多数患者只要不喝酒，坚持吃药，是不会发展为肝硬化、肝癌的，不影响生存。

"可是这东西会传染啊，听说也会传给孩子。"

他有些苦恼，目光始终不离门口方向，估计是害怕女朋友回来，那样就不能再说这个话题了。

乙型肝炎是血液传播、性传播疾病，但一般是大人传给小孩子，大人很少能传大人，而且如果伴侣打了疫苗产生了抗体，那就更加不怕传染了。至于小孩子，出生后都常规打疫苗，想传染都困难。

我一再跟他强调，要对乙型肝炎有科学的认识。

他对我的话半信半疑，最后还是求我，别把这件事告诉他女朋友。

我说我不告诉她，得由他自己亲口告诉人家。真金不怕火炼，欺骗有啥意思。

就在这时，他女朋友回来了，我也及时转了话题，问他做什么工作。

他告诉我，是网约车司机。

话题转换之快，我都佩服我自己。

"什么？你做什么的？"我再问了一遍。

"司机，开车的，以前跑大车，现在开网约车，开了好几年了，以前收益还不错，现在不好做了。"

他话匣子似乎打开了，同时也提示我，他症状应该减轻了。

天啊，我竟然漏了这个病！我内心隐隐不安起来。

3

"一个长期开车的司机，胸闷、头晕、头痛，排除了心肌炎、肺炎，也不像肝脏的疾病，脑袋也没出血、梗死，应该考虑什么病呢？"我问旁边的规培医生。

"首先得考虑肺栓塞吧。"他脱口而出。

但很快他就反悔了，说典型的肺栓塞有三联征，胸痛、咯血、呼吸困难，但眼前这个患者最明显的症状是头晕、头痛和胸闷，呼吸算不上困难。

"那你为什么首先考虑肺栓塞呢？"

"因为他长期开车啊，下肢活动肯定很少，时间长了，下肢血管容易长血栓，血栓大了随时可能脱落，随着血流就可能流入肺动脉。如果刚好卡住了肺动脉的主干或者分支，患者肺部就会缺血，局部组织被破坏，就可能出现胸痛、咯血、呼吸困难的表现。"

"好小子，基础知识还是不错的，"我表扬他，"但不是所有疾病都会很典型，临床上也不过 20% 的肺栓塞患者会有这个典型三联征，更多的患者可能仅有胸痛，或者仅有呼吸困难，甚至只有胸闷；还有的患者一来就是昏厥或者低血压，没有其他症状，最后才发现是肺栓塞。"

肺栓塞这个病可以藏得很深，但如果误诊、漏诊，后果也是不堪设想的。患者会因为缺氧而迅速发生呼吸衰竭、心力衰竭，甚至猝死都是有可能的。

我莫名地紧张起来了，同时也懊恼，为什么一开始没有问清楚患者的职业情况。

平时我都会常规问的，大概是今晚他最突出的表现让我先入为主了，先想到了病毒性心肌炎或者脑出血等，这些都跟职业没多大关系。而且患者年纪轻轻的，不大能联系到心血管疾病。

单凭患者职业，加上一个胸闷，的确不能就此认为是肺栓塞。如果这样就能诊断，那医生也太好做了。

现在的问题是，我们既然考虑到这个可能性，那就必须证实或者排除这个可能。

我抬头看了一眼患者的血氧饱和度，依然有 98%，还算是很坚挺的，不算是明显缺氧的情况，患者口唇也无明显发绀，这让我心安了些。

但也就是这时候，患者的血压又掉下来了，只有 84/46 mmHg。

我快速排查了情况，原来是补液没了。

从患者入室到现在，总共补了 1000 mL 液体，快速补液的时候，他血压的确能提上去，但补液停了血压又垮了下来。

这告诉我们，患者的血压对补液还是很敏感的。

"老师，那我们要不要给他做个胸部 CTA 啊？明确一下肺栓塞的可能。"规培医生问我。

"暂时不需要了，综合来看，肺栓塞的可能性还是很小的。首先刚刚我们做的那份心电图没有右室高压表现（肺栓塞的话会有类似表现），其次患者血氧饱和度还挺好，没有缺氧表现。"

"另外，他看起来不像肺栓塞，胸闷也时轻时重。如果真的是肺栓塞，我们只要不解除栓塞，他肯定会一直胸闷难受，不可能时轻时重。"

综上原因，经验告诉我，他不是肺栓塞。

但经验归经验，如果能有确切的客观证据那就最好了。

胸部 CTA 就是最好的客观检查，这个检查是要注射造影剂的，只有这样才能看清楚血管里面到底有没有栓塞。

问题是我们刚刚已经给患者做过胸部 CT 平扫了，现在如果再做一次 CT 增强，恐怕他不乐意。

也是我考虑不周，如果一开始就要求做 CTA 就啥事都没了。

但话又说回来了，我们总不能所有患者一来都常规做 CTA，这也是不现实的。

请心内科医生下来看看再说吧，看能不能收上去住院。我让规培医生联系心内科、呼吸内科医生，同时又给患者加了一瓶 500 mL 的液体，暂时不打算上升压药。

很快心内科医生先来了。

看了患者病历，听诊了心肺，又仔细阅读了心电图，还看了各种抽血结果，最后他说，不像心肌炎，也不像心肌梗死，应该不是心血管的毛病，找呼吸内科看看。

心内科医生前脚刚走，呼吸内科医生就来了，仔细看了患者胸部 CT 后，觉得真不能排除肺栓塞。

有些肺栓塞就是以低血压为主要表现，由于缺氧，也会有头晕、头痛。

"但患者血氧饱和度挺好啊，口唇、甲床也无发绀，不支持缺氧啊。"我说。

"要不再做一次胸部 CT 呗，这次打造影剂，做 CTA，看血管看得更清晰。"呼吸内科医生跟患者说。

"如果是肺栓塞那怎么办？"患者有点紧张了。

"如果明确了肺栓塞，那可能就得住院，而且你现在血压偏低，算是比较严重的了，死亡率也比较高，要积极溶栓治疗，把堵在血管里面的血栓溶解掉，才可能缓解病情。"呼吸内科医生解释。

"当然了，你现在不一定就是肺栓塞，只是猜测而已。我们可以先做个动脉血气分析，就是从你的动脉里面抽点血出来化验。"我说。

呼吸内科医生点头，说先做个血气分析稳妥一点。

血气分析能直接看患者血氧分压，而不是仅看血氧饱和度。再说，直接测血里面的指标，总比这个血氧饱和度仪夹着手指的要准确得多。

做就做吧，患者同意。

针尖刺破患者大腿股动脉，抽出了一毫升动脉血，做了血气分析。

结果马上出来了，血氧分压是好的，患者没有缺氧，内环境也基本是正常的。单纯这样看，患者真不像肺栓塞。

我跟呼吸内科医生说："本来怀疑他是双硫仑样反应，因为这几天有感冒，吃了感冒药，还喝了酒，但我看他吃的药里面的确没有抗生素，没有头孢菌素等，所以就排除了双硫仑样反应的可能。"

"都有什么药？"呼吸内科医生也好奇。

我让患者女朋友又把手机给我们看，一共有 4 种药，3 种中成药，一个布洛芬。

呼吸内科医生看后，说这些药的确不会发生双硫仑样反应。

"就这些药物吗？确定没有吃别的药物了？"我再问了一遍患者，"有些药物可能本身会导致低血压。"

还没等患者回答我，他女朋友倒先开口了："的确没有了，这些药都是一起买的。"

我留意到患者眼神闪烁，似乎还有事情瞒着我们。

好家伙，看来不想让女朋友知道的事情还有很多，刚刚是乙型肝炎，这会儿肯定还是有隐情的。

没办法，他女朋友除了刚刚去上了个厕所，缺席了几分钟，其他时间一直陪着他，他即便想告诉我们，估计都不好说出口。

我想办法支开了他女朋友，让她帮我去护士站找护士再要一个血压计。

他马上领会了我的意思，女朋友刚走就吞吞吐吐地跟我们说，其实还吃了另外一个药。

我跟呼吸内科医生面面相觑，果然有内幕啊！

"什么药？"我俩屏气凝神听他说。

"伟哥。"他低声说了两个字。

他还怕我们听不懂什么是伟哥，忙着解释，就是那个蓝色的药丸，治疗性功能方面问题的。

大名鼎鼎的"伟哥"，我们怎么会没听说过呢，就是西地那非嘛，专门治疗男性勃起功能障碍的，据说疗效确切，很多人都爱不释手。

虽然我不是专科，但"江湖传说"还是有所耳闻的。

难怪他一直躲躲闪闪的，原来是吃了这个药。

我有点哭笑不得，这也不是什么见不得人的事，但转念一想，对他来说，尤其是在女朋友面前，这是天大的事情。

"你吃那玩意儿干吗，你有这方面障碍吗？"我低声问。

"也不是，"他有点忸怩，"就是觉得能加强一下，就吃了。我吃了好几次，以前都是吃一片，今天吃了两片，说明书说是可以吃两片的啊。"

他有些懊恼，又有些不解。

他问我，这个药会不会引起现在这些不舒服？说自己查过百度了，都说副作用罕见，但过量服药会有低血压。

"但我这也不算过量啊，而且说明书也没说会有头晕、头痛。我也不知道是不是跟吃了药有关，所以也没把这个告诉你。"他说。

"另外，我也不想让她（女朋友）知道。你们懂的，这哪儿好意思啊。"

看来，水落石出了。

我跟呼吸内科医生相视一笑，我俩刚刚还在分析来分析去，还以为是肺栓塞或其他严重的心血管疾病，没想到到头来是这个神秘的药引起的。

"如果你早点把这个告诉我们就好了，刚刚那个心内科医生更懂这个药。"我说。

患者瞪大了眼睛:"他治疗性功能方面的问题吗?"

"那不是。西地那非这个药最初就是用来降血压的,属于心血管内科的用药。后来有人发现这家伙降血压效果一般,但是男性患者用了药后发现性功能方面得到了不少强化,所以剑走偏锋,干脆转行治疗阳痿去了。"

"这个药扩张血管,会导致血压低。本来两片的剂量也不算大,但我看你肝功能不是很好,有可能会导致药物副作用加剧,所以就出现了低血压;血压低了后,大脑灌注就不好,大脑也会缺血缺氧,所以人会有头晕、头痛。"

经过我解释,他终于恍然大悟。

这时候,他女朋友捧了个全新的血压计回来。

我们终止了话题。

毕竟这是患者的隐私,在没有获得患者授权的前提下,还是不方便让家属知道。除非是比较严重的问题,比如会造成传染,那么我们还是会考虑让家属知道的。

既然考虑是药物引起的低血压,那么最关键的治疗就是对症支持治疗了,没什么解药,只能等药物自己代谢掉。

在这期间,血压低了就补点液体,实在不行就用点升压药,估计再过几个小时药物代谢就差不多了。

总不能为了这个东西就上血液净化治疗吧,大动干戈了,似乎没有必要。

如果几个小时后血压恢复正常,那就进一步证实是药物引起的,而没有其他严重的问题。

但药物引起的低血压毕竟是个排除性诊断,我能知道的是患者之前吃了两片西地那非,随后有低血压、头晕、头痛、胸闷,至于这两者有没有直接关系，谁也说不好。

只能说这是一个推测，而且大概率这个推测是准确的。

静观其变吧，目前我们能考虑到的危重症都排除了，即便不是药物引起的低血压，短期内患者也不会有生命危险，毕竟在抢救室待着；而且心内科、呼吸内科医生也都看过，风险也有人帮我分担了。

4

规培医生从头到尾都在旁边，听到了我们的对话，这会儿他悄悄问我，要不要帮患者保密，还是说要告诉他女朋友。

我说："这问题有点难度，如果我们现在跟他女朋友说患者有乙型肝炎，而且那方面有点欠缺，估计两人就得闹翻了，倒不如让他们自己消化。"

我已经叮嘱患者了，让他自己跟女朋友坦白，这才是最合适的。我们可以帮着解释。

另外，也不是所有吃西地那非的人都是性功能障碍，有些人就是好奇，图一时新鲜。作为男性，估计没几个人不对这个药感兴趣。当然啦，感兴趣不代表一定要吃它。

规培医生似懂非懂地点头。

我叮嘱他看好患者，有异常随时来报，然后就去处理其他患者了。

到凌晨的时候，护士跑来告诉我患者的血压已经稳定了，补液已经没了，但收缩压已经超过 100 mmHg。

我终于可以狠狠地松一口气了。

看来真的是药物引起的低血压。血压低了后，不单头晕，也可能胸闷，可以完美解释患者的病情。

后来我又去了抢救室专门看他的情况，一切正常。

此时差不多已经凌晨 3 点，一切都恢复了平静。

他也没睡着，见到我有点不好意思。

后来我见他和女朋友一直在沟通，估计是在沟通乙型肝炎和性功能方面的问题，两人神情从最初的严峻到后来的宽慰，他应该是迈出了重要的一步。

第二天早上，他情况很好，我让他去留观室，没待多久就直接回家了。

回家前他找到我，问我乙型肝炎的事情要怎么办。

他问这句话的时候，女朋友就在旁边，也在认真地听着。看来他女朋友已经了解了乙型肝炎这个情况。

我说这个得去找感染科医生，他们可以给你很好的建议。

但据我所知，乙型肝炎没什么的，只要不喝酒、别酗酒，减少熬夜，坚持吃抗病毒药物，绝大多数人都不会发展为肝硬化、肝癌，结婚生孩子都没问题。

很多人妖魔化乙型肝炎了，它也没那么恐怖。

听到我这番话，他俩都放松了不少。

至于他有没有跟女朋友说是吃了西地那非以后才出现的低血压、头晕、胸闷等情况，我就不得而知了。

他女朋友没有追着我问，我也没主动说。毕竟患者并没有性功能障碍，他只是想加强一下而已；即便他有，我在没有征得人家同意的前提下也不应该主动告知，应该等他们自己沟通，患者享有隐私保密权。我们在日常工作中也要注意这点的。

好了，这就是一个有惊无险的病例。

祝福他们。

如何科学有效地与医生沟通？

得了乙型肝炎如何跟伴侣沟通，隐瞒对吗？

得了乙型肝炎一定要跟另一半坦诚地沟通，不能隐瞒，因为对方有知情权。

事实上，乙型肝炎也不是什么"妖魔鬼怪"，它的危害被放大了。

没错，乙型肝炎可能发展为肝硬化甚至肝癌，但这都是在放弃治疗的前提下；即便是不治疗，也不是所有乙型肝炎患者都会发展为肝硬化、肝癌的，只有少部分会，大多数都是一辈子乙型肝炎患者而已。

如果乙型肝炎患者加强抗病毒治疗，那发生肝硬化、肝癌的可能性就更低了，只要定期复查，即便发生肝癌，早期发现也是能够治疗的。

乙型肝炎并没有那么恐怖，没必要隐瞒对方，你要做的是和对方一起去看医生，让医生解释，消除你们的担忧。

另外，现在乙型肝炎治疗药物都进医保了，很便宜，一个月可能几十块到一百多块，顶多几百块钱，跟病情及用药有关。

乙型肝炎基本上不会传染给成年人，它欺负的是婴幼儿。中国那么多乙型肝炎患者，绝大多数都是在婴幼儿阶段被感染的。

另外一半一般不会被感染，何况还可以提前注射疫苗，只要获得了保护性抗体，就更加不用担心了。也不用担心会传染给小孩子，目前孩子出生都会马上注射乙肝疫苗，一般情况下是不容易造成传染的，传染的可能性低于 1%。

因此，有了乙型肝炎不要隐瞒对方，要摊开问题讲清楚。

✚ 科 普 小 课 堂

就医过程中为什么万万不能撒谎？撒谎的风险有多高？

对医生撒谎、隐瞒病史容易误导医生。医生也是普通人，有着医学知识的普通人，你提供的病史对疾病诊断很有帮助，假如你提供的是错误的病史，是会误导医生的。

像前文提到的这个患者，隐瞒了服用西地那非的病史，导致我们根本没往这方面去想。

还有一些严重的情况，隐瞒病史会造成不可挽回的结果，比如隐瞒艾滋病病史，很可能造成院内感染，具有相当高的风险。

还有些年轻女孩子会隐瞒性生活史，这也会造成医生的困扰，如果一个腹痛的女孩子有性生活史，尤其是月经没来，一定要警惕宫外孕的可能。但如果患者不承认有性生活史，会提高诊断难度。

如何向医生描述病情更科学有效？

向医生描述病情，最好是简明扼要：什么时候开始不舒服，哪里不舒服，哪里最不舒服。比如腹痛，什么时候开始腹痛，哪个位置最痛，伴随什么症状，有没有恶心、呕吐等。

另外，如果既往做过什么检查，报告不要丢，要保存着，拿给医生看，都有利于对疾病的快速判断。

番外篇：
每年 100 万新发乙型肝炎患者正在经历

乙型肝炎患者真的是一个特殊的群体。我的亲人、朋友中不少都患有乙型肝炎，他们都对这个病非常忌讳，不喜欢别人知道自己有这个病，当然，医生例外。

说一个我遇到的患者吧，希望能给大家一些经验。

患者是我的高中同学。

2011 年的时候，他找到我，说自己被诊断为慢性乙型肝炎，想死的心都有，女朋友也因此跟他分手了。

当时我在医院实习，刚好轮转了 2 个月的感染科，见了几百个慢性乙型肝炎患者，男女老少都有，病情很轻微的很多，进展到肝硬化、肝癌的也不少。

我清楚地记得我的带教老师告诉我，乙型肝炎患者本可以不进展到肝硬化、肝癌阶段的，都是患者自己耽误出来的。

我把这句话告诉我同学，他不相信，说自己不敢耽误，一直都在吃药治疗，但身边的医生都说过不了几年就可能发生肝硬化。

这说明就连很多医生对乙型肝炎都不大了解。很多非感染科医生对乙型肝炎的认识还停留在20世纪，认为乙型肝炎很可怕，无法治疗。你看，就连专业的医生（非感染科医生）都是这样的认识，更何况普通的患者呢?

我这个同学在我的强烈建议下，找了当地医院的感染科医生就诊，而不是回家找偏方。我见过很多乙型肝炎患者，都是吃偏方吃出肝硬化的，倒不是说偏方有毒，而是吃偏方的时候他得不到真正的抗病毒治疗，时间长了，肝脏就发生变化了。

经过我的劝说，还有专业的感染科医生的解释，他终于接受了最关键的治疗观念：抗病毒治疗。

人类医学发展到现在，抗细菌的药物有很多，但是抗病毒的药物还是很缺乏的，很多病毒感染疾病都没有很好的治疗药物。但是随着医学的进步，慢慢地抗病毒药物也多起来了。

以前无法治疗的艾滋病，经过抗病毒治疗也能得到缓解；以前无法治疗的丙型肝炎，现在已经有了直接的抗病毒药物；而乙型肝炎，当时（2011年）也有两大抗病毒方案可供选择。

第一个是肌注干扰素抗病毒，第二个是口服抗病毒药物（比如阿德福韦酯、替比夫定、恩替卡韦等）。

口服抗病毒药物效果相对稳定，但是需要长期甚至终身用药，我朋友接受不了。干扰素治疗效果好一些，疗程短，半年到一年的疗程就有机会控制好病情；但它也有缺点，那就是副作用大一些，而且是肌注给药，用药不大方便。

最终他选择了干扰素治疗。

干扰素也有两种，一种是普通干扰素，短效的，便宜，几十块一针，差不多隔一天打一针；另一种是长效的（聚乙二醇干扰素），一周打一次就可以，但是价格贵很多，差不多 1000 元 / 针。

由于经济拮据，我同学选择了普通的干扰素，而我作为他唯一的医生朋友，这个注射干扰素的任务就落在了我身上。我清晰地记得，当时我俩住隔壁，他一下班就跑来我家，撸起袖子，我就给他肌注干扰素，就这样打了差不多半年。

刚开始打那会儿，他副作用很大。医生也叮嘱过，提前准备了退烧药，因为注射后会发热、打寒战。果然，他都发生了，浑身发抖。我也有点害怕，当时没经验。不过吃了退烧药以后，他慢慢地就缓过来了。

后来副作用逐渐消失，打针也就稀松平常了，眼睛一闭，针就进去了，我也在他身上练就了不错的肌注本领。

其间他几次复查，肝功能果然好转，然后恢复正常了，乙型肝炎病毒 DNA（脱氧核糖核酸）也测量不到了，干扰素治疗的效果算不错。

疗程满了以后，就停药了。医生说有可能就这样治愈了，也有可能还会复发，说不好，看运气了。

别沾酒，一点酒都不能沾，我告诫他。

后来他换了工作，搬走了。偶尔联系一下，他告诉我复查肝功能都正常。

我以为他治愈了。没想到 3 年后，他告诉我，复发了。

当时他已经新结交了一个女朋友，本以为这个新女朋友会因为他有乙型肝炎离他而去，毕竟他已经因为这个病丢了一个女朋友了。

没想到现任女友不嫌弃他，陪他一起去看医生，把他感动得眼泪鼻涕一起流。

　　他再次找到我，跟我说，准备口服抗病毒药物，肌注干扰素副作用太大了。哦，对了，忘了说了，3年前他肌注干扰素的时候，最让他难过的副作用就是掉头发，一掉一个坑，好像肥疮一样，丑极了。

　　口服抗病毒药物也是可以的，并且那时候（2015年左右）恩替卡韦已经比较普遍了，很多研究表明恩替卡韦这个抗病毒药物效果特别好，几乎对所有患者都有治疗效果，医生也建议他吃恩替卡韦。

　　他唯一担心的是，他这个乙型肝炎到底会不会传染给他女朋友。

　　每个医生都告诉他，不大可能会。但他觉得医生说得不够清楚，想听我的意见。

　　我虽然是重症医学科医生，但我经手治疗过的乙型肝炎患者也不少，而且经常跟感染科医生交流，所以对乙型肝炎也非常了解。我明确地告诉他，他真的不大可能感染他女朋友的。为什么？他问我。他要听理由，并且理由要充分，他不想害了他女朋友，毕竟是这么好的一个女孩子。

　　我告诉他说："第一，乙型肝炎病毒主要是侵扰婴幼儿、儿童，因为这个年龄段的患者免疫力还不健全，乙型肝炎病毒是欺软怕硬的。中国这么多乙型肝炎患者，绝大多数都是在幼年被感染的。作为一个成年人，免疫力健全的话，即便接触了乙型肝炎病毒，病毒也奈何不了他，更可能的是他的免疫力会杀掉病毒，从而获得保护性抗体。

　　"第二，如果真的担心，那就在她还没染上乙型肝炎病毒的时候，提前注射乙肝疫苗，等产生了足够的保护性抗体后，再发生性生活，一样不会被传染。

　　"第三，你现在让她抽血做个乙型肝炎两对半，说不定她已经有保护性抗体了，因为她小时候可能接触过乙型肝炎病毒，但她运气好，免疫力干掉了乙型肝炎病毒，获得保护性抗体，那疫苗都节省了，肯定不会被传染。

"退一万步讲，乙型肝炎又不是绝症，即便被感染了，大多数也是发展为慢性病毒携带状态，只有少数情况会发生慢性乙型肝炎。即便是发生慢性乙型肝炎，坚持抗病毒治疗一样可以控制住，这个病只要不发作，就不会出事。"

我一口气给他讲了上述四点，他听后松了口气。

后来他来到我们医院，在我的介绍下找了我院一个感染科医生，长期看她门诊，治疗乙型肝炎。

最开始他用的是进口的恩替卡韦，一天一片药，一个月要上千块钱。

恩替卡韦果然是不错的药物，2个月后复查，一切指标都趋于缓和，肝功能正常了，转氨酶降至正常水平，乙型肝炎病毒DNA含量也降至测不到的水平了，这说明治疗效果不错。

多次复查肝脏彩超，没有肝硬化证据，甲胎蛋白也是正常的，没有任何肝癌的迹象，他才真的放心了。

我们告诉他，坚持吃恩替卡韦，同时不喝酒，就能最大程度避免肝硬化、肝癌的发生。我们也特意把他女朋友叫过来，一起做教育工作，说乙型肝炎不是绝症，也不是很可怕的疾病，正规治疗、正确对待，不是什么了不起的事情。

他女朋友对此很宽容，表示理解。在乙型肝炎遭到很多人歧视的背景下，她能有这样的认识的确让人感到不容易。

她提了一个问题：以后孩子出生，是不是会遗传乙型肝炎？

我们立即纠正她，乙型肝炎不是遗传病，不会遗传。

乙型肝炎是传染病，不是遗传病，我再次强调。

现在的孩子一出生，马上就注射乙肝疫苗，后面还有2针。乙肝疫苗对孩子的保护率非常非常高，几乎在95%以上。父亲有乙型肝炎并不会对孩子造成威胁，毕竟乙型肝炎是血液传播疾病，普通接触是不会传染的。我们更担心的是母亲有乙型肝炎，这样在怀孕或者分娩期间就有更大的可能性把病毒传给胎儿，但只要孩子一出生就注射疫苗和免疫球蛋白，绝大多数情况下孩子都是很安全的。

总而言之，乙型肝炎真的没有那么恐怖，但是不是说乙型肝炎一点都不可怕，可以置之不理了，那当然也不是啊。

如果患有慢性乙型肝炎，不去抗病毒治疗，并且又天天喝酒伤肝，那就有比较大的可能会导致炎症加重，进而发生肝硬化、肝癌，那后果就比较悲惨。还有些人会找一些偏方来治疗乙型肝炎，殊不知很多药物都可能伤肝，中药也可能伤肝，千万不要以为纯天然就无毒副作用，纯天然的毒药很多，是药都三分毒。

经过我们的一番教育，我那同学当面向我们承诺，会一直吃抗病毒药，绝对不喝酒，不吃偏方。现在回想起来也是有些好笑，他差点就对着电脑发誓了。

3年前，他们结婚了，我吃了他们的喜酒。

2年前，他们的孩子出生了，很顺利，多次抽血化验都提示有保护性抗体，这归功于乙肝疫苗。

时间到了2021年，他把复查的结果发给我，肝功能正常，肝脏B超正常，乙型肝炎病毒DNA测不到，乙型肝炎两对半提示表面抗原阳性，这说明他控制得很好，但乙型肝炎没有治愈，表面抗原还在。

他有些懊恼，问我，为什么现在丙型肝炎可以治愈了，而乙型肝炎不行？

我说你就暂时知足吧，乙型肝炎和丙型肝炎不同，丙型肝炎是RNA（核糖核酸）病毒，乙型肝炎是DNA病毒。乙型肝炎病毒会把它的基因信息钻入你自己细胞的细胞核里面，药物很难完全杀灭它，它藏得太深了；而丙型肝炎病毒不一样，它的基因信息就在细胞质里面，药物很容易就干掉它们了。

就好比，你扛着一把机关枪摸进敌人的指挥所，但凡在指挥所里面的敌人都能被你扫干净，但有一个将军藏在地板下的暗道里，你看不到他，机关枪够不着他，也就杀不掉他。你以为都杀完了，扭头就走了。你想不到的是，你刚走，这个将军又开始抱着电台发号施令让其他士兵过来支援，你又只能杀掉这些士兵，依然干不掉将军，因为你找不到他。

但只要你一直开枪扫射（坚持吃药），敌人就会不断死亡，不能对我军造成威胁，一旦你停止扫射（擅自停药），将军很快就能通过秘密电台召集敌人回头反攻，到那时我军就可能有伤亡了。

这就是暂时不能停药的原因。

在还没有特效药能治愈乙型肝炎时，只能继续吃药。何况现在除了恩替卡韦还有替诺福韦，这两个药都是非常好的抗病毒药物。

等着呗，指不定哪天乙型肝炎就跟丙型肝炎一样，研发出新的药可以一击即中治愈乙型肝炎。在特效药出来之前，还是老老实实吃药，控制好病情，不发生肝硬化、肝癌。很多人都是带病生存的，这本身也没什么。国内相关研究数据显示，每年还有 100 万左右的新发乙型肝炎患者，但这个数据肯定会越来越小，因为有疫苗了，年轻人感染乙型肝炎的越来越少。

我这个同学现在恢复得非常好，根本看不出他有疾病，体育锻炼比我多得多，身体素质比我也好不少，类似这样的乙型肝炎患者是非常多的。

希望通过我们医生的讲述，让这个社会减少对乙型肝炎患者的歧视，减少不必要的恐惧。乙型肝炎是血液传播、性传播疾病，普通的日常生活接触不会传播，是没有理由惧怕的。即便患有乙型肝炎，也不是不治之症，乙型肝炎是绝症的观念要改过来了。

希望所有乙型肝炎患者都能控制好自己的病情。

图书在版编目（CIP）数据

正在抢救中 / 李鸿政著. —— 贵阳 : 贵州科技出版
社, 2022.10
　　ISBN 978-7-5532-1121-3

　　Ⅰ. ①正… Ⅱ. ①李… Ⅲ. ①急救医疗 Ⅳ.
①R197.1

中国版本图书馆CIP数据核字(2022)第158098号

正在抢救中
ZHENGZAI QIANGJIUZHONG

出版发行	贵州科技出版社	
地　　址	贵阳市中天会展城会展东路 A 座（邮政编码：550081）	
网　　址	http://www.gzstph.com	
出 版 人	朱文迅	
经　　销	全国各地新华书店	
设计排版	刘宇宁　蚂蚁字坊	
印　　刷	河北中科印刷科技发展有限公司	
版　　次	2022年10月第1版	
印　　次	2022年10月第1次	
字　　数	250千字	
印　　张	9.625	
开　　本	880 mm × 1230 mm　　1/32	
书　　号	ISBN 978-7-5532-1121-3	
定　　价	59.80元	

天猫旗舰店：http://gzkjcbs.tmall.com
京东专营店：http://mall.jd.com/index-10293347.html